家庭乳房健康管理

全国妇联人才开发培训中心
全国妇联妇女发展部　组织编写

海洋出版社

2021年·北京

内 容 简 介

全国妇联人才开发培训中心联合有关单位共同开发、实施了"全国家庭服务高级人才开发培训项目"，并组织编写了配套系列教材。本书即是该系列教材中的一本。

本书内容： 本书共分九章。强调了从事乳房健康管理人员的职业道德素养。系统介绍了乳房的解剖和生理作用；教大家在乳房发育各个时期的保健方法；在孕期如何管理乳房；产后怎样科学母乳喂养；简介了中医理论知识和验方；乳房常见问题的处理方法和按摩手法；推荐了各种营养、保健、催乳、抗癌的食品。

本书特色： 科学权威、系统全面，内容翔实、目标明确，操作规范、实用性强，图文并茂、通俗易懂。

适用范围： 适合作为母婴护理人员，也可作为乳房护理从业人员、在校学生和家庭成员的自学用书。

图书在版编目（CIP）数据

家庭乳房健康管理/朱新萍主编.—北京：海洋出版社，2016.6
ISBN 978-7-5027-9508-5

Ⅰ.①家⋯Ⅱ.①朱⋯Ⅲ.①乳房—保健—基本知识Ⅳ.①R655.8

中国版本图书馆 CIP 数据核字（2016）第 141133 号

总 编 室：010-62100034	发 行 部：010-62100090
责任编辑：张鹤凌 张翠媛	（邮购）010-62100072
责任校对：肖新民	网 址：www.oceanpress.com.cn
责任印制：安 淼	承 印：中煤（北京）印务有限公司
排 版：申 彪	版 次：2016 年 6 月第 1 版
出版发行：海洋出版社	2021 年 6 月第 5 次印刷
地 址：北京市海淀区大慧寺路 8 号	开 本：710mm×1000mm 1/16
（716 房间）100081	印 张：10.25
经 销：新华书店发行所	字 数：210 千字
技术支持：（010）62100057	定 价：39.00 元

本书如有印、装质量问题可与本社发行部联系调换

全国家庭服务高级人才开发培训系列教材
编 审 委 员 会

编审单位：全国妇联人才开发培训中心

全国妇联妇女发展部

《家庭乳房健康管理》编写委员会

主　编：朱新萍

副主编：张先民　张　霁

编　委：（按姓氏笔画为序）

朱新萍　张　霁　张先民　张玲娟

李林郁　杜晓燕　胡　可　常春燕

魏林英

序 言

　　母乳喂养对于一个孩子的成长至关重要，母乳是婴儿的第一天然食品，它为婴儿出生后的成长提供了所需的能量和营养素。母乳有利于婴儿感觉和认知的发育，含有促进大脑发育的牛磺酸、促进组织发育的核苷酸、增强视力的DHA等，并且防止婴儿患传染病和慢性疾病。纯母乳喂养可以帮助婴儿在患病以后快速康复。母乳喂养对母亲的健康也至关重要，降低了其患卵巢癌和乳腺癌的风险，母乳喂养还可以促进母子感情，同时可以刺激子宫收缩，促进母亲早日恢复。同时对环境具有安全性和保护性。

　　要母乳喂养成功就要保护好乳房，乳房是女人重要的器官之一。人体所有的器官为己所用，只有乳房是为了人类繁衍后代，哺育后代所用，因此乳房一方面是女性第二特征的体现，更是繁衍哺育后代的重要器官。如何呵护好乳房，如何让乳房能够顺利完成它的使命，其中大有学问。

　　由于观念的改变、社会压力增加，使母乳喂养率下降。为了更好地落实母乳喂养，因此与推行母乳喂养同时而新兴的职业——乳房管理师应运而生。

　　本书从专业的角度阐释了乳房的解剖结构、泌乳机理、中医基础知识、疾病判断、乳房护理、哺乳期合理饮食等知识，使催乳师这一民间职业有了规范化的职业标准，使催乳师的工作理论性更强，操作更具有专业性。因此这是一本不可多得的好教材，也填补了我国乳房健康管理师教材的空白。

希望本书能够对读者有所帮助，能够推动母乳喂养，让更多的母亲在产后享受乳房健康管理师的规范服务，让更多的孩子因母乳喂养成功而得到更多的母爱和健康。

妇产科主任医师
中华医学会围产学会委员
新浪网、《孕味》特聘医学专家

前　言

　　随着我国广大女性朋友对乳房健康的关注度越来越高，为满足社会的需求，解决孕、产妇对乳房问题的担忧，我们总结了多年的临床及教学经验，编写了这本《家庭乳房健康管理》。这是一本管理乳房较为全面、专业、实用的书，适用于自我保健、家庭护理和教学培训。

　　主要内容

　　本书共分9章。强调了从事乳房健康管理人员的职业道德素养；系统介绍了乳房的解剖和生理作用，乳房发育各个时期的保健方法，孕期如何管理乳房，产后怎样进行科学母乳喂养，相关的中医理论知识和验方，乳房常见问题的处理方法和按摩手法以及有关的营养、保健、催乳、抗癌的食品。

　　本书特色

　　第一，内容专业。本书由毕业于正规医学院校、具有医师资格证书、积累了多年丰富临床经验的医师们共同编写。

　　第二，标准规范。对职业人员规范的语言、行为、动作等做了详细的介绍。

　　第三，中西结合。中医对乳母调护的穴位和验方实用性强。

　　第四，内容广泛。多种按摩乳房的手法及产后恢复健美身材的方法易学易记。

　　第五，图文并茂。通俗易懂，操作手法应用灵活。

　　读者对象

　　临床乳腺科治疗室护士、参训的乳房健康管理师、催乳师、母婴护理师、育婴师、孕产期妇女、家庭看护及其广大女性朋友和具有一定文化知识的家长。本书亦可作为乳房健康管理培训的教材使用。

　　编写团队

　　经全国妇联人才开发培训中心及全国妇联妇女发展部的

授权，作者所属团队已成功地培训了20余期"乳房健康管理师"。通过培训，老百姓眼中的"催乳师"从理论到实践都得到了提升，学员们一致反映受益匪浅。这些学员工作在全国各地，发挥着良好的作用，受到客户的好评。

《家庭乳房健康管理》这本书凝聚着编者们的辛勤汗水和丰富的临床经验，是在我们授课教材的基础上重新整理、修改、编写而成的。

本书第一章由张霁、常春燕编写；第二章、第五章、第八章由朱新萍编写；第三章由杜晓燕编写；第四章由张玲娟编写；第六章由李林郁编写；第七章由魏林英编写；第九章由胡可编写。全书由主编朱新萍统稿，并经本系列教材编审委员会审核定稿。

致谢

在编写本书的过程中，全国妇联、本系列教材编审委员会均给予了极大的支持和协助。在此对上述各位领导、专家、老师一并表示最衷心的感谢。

编　者

2016年4月

目 录

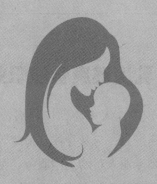

第一章

乳房健康管理的职业素养

学习目的

- 了解乳房健康管理职业定义及从业要求
- 了解乳房健康管理服务岗位的主要职责
- 树立个人良好职业素养
- 掌握服务中的职业礼仪与沟通技巧

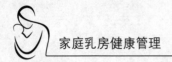

第一节　乳房健康管理职业概述

近几年随着母乳喂养知识的深入人心，产妇都希望采用母乳喂养，但有些产妇因为喂养及护理方法不得当、自身身体及情绪等原因，不能实现这一愿望。她们在月子期间希望得到专业人员的上门服务，帮助她们成功进行喂养，但目前医院由于医护人员资源紧缺及服务模式等问题，为产妇提供上门服务的医疗机构少之又少，社会上的一些从业人员所提供的服务又难以令人满意。因此，现阶段培养乳房健康管理师专业人才的社会需求十分迫切。

一、乳房健康管理师职业定义

乳房健康管理师是随着社会进步和分工不断细化而逐渐发展出来的新兴职业。从正规意义上讲，乳房健康管理师是指那些受过专门培训，符合职业技能要求，掌握生理、心理、中医、营养等相关知识，通过按摩、食疗、心理等方法能指导孕妇孕期乳房护理、帮助产妇成功母乳喂养，解决产妇无乳、乳少、乳汁淤积及回乳等问题并能够通过职业技能专业考试的专职护理人员。

二、乳房健康管理师从业的基本条件

（1）身心健康，热爱本职工作。

（2）具备爱心、耐心、细心及责任心，全心全意为产妇服务。

（3）有一定的沟通能力，语言表达清楚明确。

（4）具备相关专业知识，工作有条不紊，操作规范达标。

三、乳房健康管理师服务岗位的主要职责

乳房健康管理师主要职责为孕妇及哺乳期产妇提供和乳房相关的服务内容。

（一）孕期乳房管理

乳房健康管理师掌握孕期乳房变化，指导孕妇孕按早、中及晚期三个阶段进行乳房护理；对产妇的缺陷乳头指导孕期保健与校正清洗。

（二）母乳喂养指导

宣传母乳喂养的理念，提升母乳喂养率；鼓励产妇母乳喂养，帮助产妇树

立母乳喂养信心；正确判断产妇母乳喂养问题，提出指导意见；指导产妇正确的母乳喂养方法。

（三）科学催乳

熟练掌握乳房生理结构和泌乳机理，对哺乳期乳汁缺少的产妇，找出缺乳的原因，辨证辨型，采取科学有效方法对产妇进行正确催乳处理。对于情绪焦虑、肝郁气滞型缺乳产妇，除了手法按摩处理外还要针对产妇心理状态进行心理疏导。

（四）科学排乳

对哺乳期乳汁淤积的产妇，分析找出原因，提出解决办法，减少再次发生乳汁淤积。通过科学有效的手法排乳，解决产妇的乳房问题及病痛。

（五）产妇饮食配餐

指导产妇哺乳期的合理饮食；顺产和剖宫产产妇饮食的注意事项；针对乳汁缺少的产妇指导催乳饮食，中医食疗和药膳催乳饮食的方法等。

（六）哺乳后自然美胸与塑形

知道产妇哺乳期乳房形体护理的方法，预防断乳后乳房形体变化。

（七）指导产妇科学回乳

介绍目前常用的几种回乳方法。

（八）指导女性进行科学自查

指导女性掌握乳腺自验自查内容与方法及日常保健、按摩的方法。

乳房健康管理师要严格遵守自己的岗位职责，安全执业，不跨范围提供服务，能力不及不要随便承诺客户，遇到无法解决的乳腺疾病要让客户及时就医，以免耽误病情。

四、乳房健康管理师的职业道德

乳房健康管理师具备良好的职业道德，不仅能让客户体验到高质量的服务水平，也对个人职业生涯乃至乳房健康管理师行业的持续健康的发展起着至关重要的作用。

（一）遵纪守法，诚实守信

遵纪守法指的是每个从业人员都要遵守纪律和法律，尤其要遵守职业纪律和与职业活动相关的法律法规。遵纪守法是每个公民应尽的义务，是建设和谐社会的基石。

诚实，即忠诚老实，就是忠于事物的本来面貌，不隐瞒自己的真实思想，不掩饰自己的真实感情，不说谎，不作假，不为不可告人的目的而欺骗别人。守信，就是讲信用，讲信誉，信守承诺，忠实于自己承担的义务，答应了客户的事一定要做到，忠诚地履行自己所应承担的岗位职责。

遵纪守法，诚实守信是每一位乳房健康管理师必须具备的职业道德，在服务过程中，要树立法律和风险意识，不在自己的职业范围之内的严禁操作。守时守信，约定好上门服务的时间，风雨无阻，避免因时间拖延给产妇带来不必要的痛苦。不承诺做不到的事情，用自己的专业和诚信打造自己的品牌，赢得客户的认可。

（二）爱岗敬业，优质服务

爱岗就是热爱自己的工作岗位，热爱本职工作；敬业就是要用一种恭敬严肃的态度对待自己的工作。爱岗敬业作为最基本的职业道德规范，是对人们工作态度的一种普遍要求。

优质服务指在符合行业标准或部门规章等通例的前提下，所提供的服务能够满足服务对象的合理需求和适常期许值，保证一定的满意度。

乳房健康管理师只有热爱自己的工作，以饱满的热情投入到乳房护理工作中，全心全意，全方位地为孕产妇解决乳房问题，急客户所急，忧客户所忧，用自己专业知识发现客户潜在问题，提前宣教指导，杜绝问题的发生和发展，尽自己所能解决客户已经面临的问题，让客户满意。

（三）与时俱进，勤奋好学

乳房健康管理师不是传统意义的"揉奶师""开奶师"或者"催乳师"。乳房健康管理师应该是一种复合型人才，需要掌握中医、西医、心理、营养、保健护理等；掌握孕期乳房管理课程、哺乳期乳房管理课程、断乳期及日常乳房护理保健等课程内容，为客户提供全方位的乳房健康管理的服务。

在工作过程中不断通过实践和学习提升自己专业技能，实事求是，开拓进取，与时俱进地不断学习新的知识。在工作中将乳房健康管理的理念无私地传递给客户、全心全意地为客户做好服务，在服务中不断学习和完善自己的相关专业知识，不断提高自身素质和服务水平，更好地服务于客户，只有这样才能赢得客户的尊重和感谢。乳房健康管理师业务上精益求精，在工作中解决孕产妇乳房相关问题，指导产妇成功地坚持母乳喂养，提高我国的婴幼儿的母乳喂养率，提高孩子的身体素质，同时也为女性乳房健康提供了帮助，乳房健康管理师的工作也是一项具有很高的自我价值和社会价值的工作。

第二节　职业礼仪与沟通技巧

乳房健康管理师掌握良好的职业礼仪和沟通技巧有利于取得客户的尊重和信任，便于更顺利地开展工作，加倍取得良好预期护理效果。

一、职业礼仪

职业礼仪是个人修养的重要表现，工作中注意自己的仪态，不仅是自我尊重和尊重他人的表现，也能反映出自己的工作态度和精神面貌。

（一）仪表规范

（1）日常着装必须整洁、大方和得体。

（2）乳房健康管理师在服务时为树立自己的专业形象，确保护理的卫生要求，建议上岗前换上干净、整洁的工作服，胸牌或工号牌应端正地佩戴在左胸上方。

（3）乳房健康管理师上门服务时，建议穿透气性好且舒适的鞋子，注意个人卫生，避免换鞋时有异味产生尴尬。

（二）仪容规范

（1）容貌修饰清洁，自然端庄，不过于张扬。

（2）面部保持洁净，头发清洗干净，长发需用发网、头花等梳理整齐，不要披头散发，影响职业形象。不留怪异发型，染另类的颜色。

（3）化妆自然得体，避免使用气味浓烈的化妆品。

（4）注重手部卫生。指甲要经常修剪，平时应保持清洁整齐美观无污垢，不要涂抹指甲油。开展工作前一定要认真地清洁双手。

（5）工作时不得佩戴戒指、手链、手串、耳环、项链等饰品。

（6）神态自信，举止稳重，常面带笑容，表情自然真诚，禁忌粗俗行为。

(三) 仪态规范

1. 站姿

（1）站立时头正、肩平、臂垂、躯挺、腿并，身体重心主要支撑于脚掌和脚弓上。从侧面看，头部肩部、上体与下肢应在一条垂直线上。禁忌躬背哈腰。

（2）站立时，双手置于身体两侧或者左手搭在右手上叠放于体前。

（3）站立时，脚位站立时可采取"V"形或者小"丁"字形。

标准女士站姿如图1-1所示。

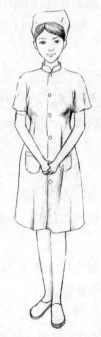

图1-1　标准女士站姿

2. 坐姿

（1）就座时候从容自若，动作轻稳，女士坐姿文雅自然。入座后上体自然挺直，挺胸，双膝自然并拢，双腿自然弯曲，双肩平整放松，双臂自然弯曲，双手自然放在椅子或双腿上，掌心向下。

（2）就座后头正、嘴角微闭，下颌微收，双目平视，面容平和自然。坐在椅子上，应坐满椅子的2/3，脊背轻靠椅背。

（3）离座时要自然稳当，非固定椅子须放回原处。

（4）坐时，双腿可采取标准式、侧腿式、前交叉式和侧挂式任何一种。

（5）需牢记在心，坚决避免不良坐姿，如：叉开两腿、翘腿、抖动腿、摇腿、脚尖指向他人、裙子掀起露出大腿或者穿裙子时坐姿不文雅露出底裤。

标准女士坐姿如图1-2所示。

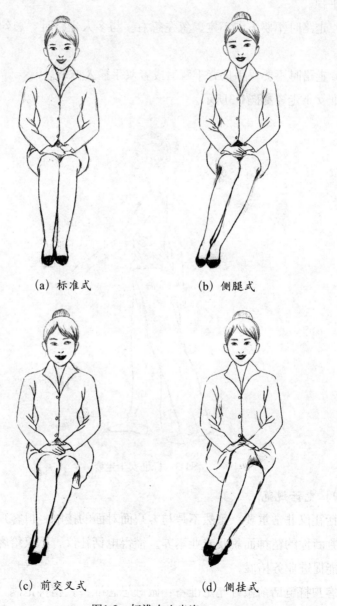

（a）标准式   （b）侧腿式

（c）前交叉式   （d）侧挂式

图1-2　标准女士坐姿

3.走姿

走姿最能体现出一个人的精神面貌。走路大方，步伐有弹性及摆动手臂，显示一个人自信、快乐、友善、积极向上。

（1）正确的走路姿势需头正、双肩放松、目光平视、躯挺、步位直、步幅适度平稳。

（2）走路时不要方向不定，忽左忽右。与多人走路时，忌勾肩搭背或者并排行走。

（3）走路时不要双手反背于背后或者双手插入裤袋。

标准女士走姿如图1-3所示。

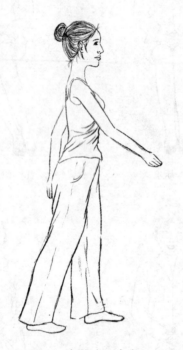

图1-3　标准女士走姿

（四）电话规范

电话礼仪非常重要，虽然不是与客户面对面的接触，但客户可以从你说话的声音判断你的精神面貌及专业素养。懂得电话礼仪，不仅给客户留下美好印象，还能促进业务拓展。

给客户打电话前做好充足准备：做好思想准备，精神饱满；准备好打电话时需要记录的笔和纸。要事先组织好自己的语言，需沟通事项多时，也可事前拟个大纲以免遗漏事项。

电话拨通后，应先问好，如"您好"，问对方："请问这里是×××单位吗？""请问您是×××吗？"得到明确答复后，再自报家门，报单位和你个人的名字。

当被告知"×××不在"时，你不可"喀嚓"就挂断，而应礼貌地说"谢谢，我过会儿再打"或"如方便，麻烦您转告"或"请告诉他回来后给我回个电话，我的电话号码是……"

建议给客户打电话时忌太早、过晚及避开就餐时间，如果不是紧急事情需要处理，建议一般情况下打电话时间为09：30—11：00，14：30—16：30，19：30—20：00。

接听电话时应尽量在电话铃响三声之内接听。接听电话时态度应愉悦、温和及礼貌，尽量避免接听电话背景环境嘈杂。接起电话，清晰地说"您好×××""您好，这里是×××"。

接听过程中语音清晰、语气自然、语速适中、语调平和。

如果接电话有熟人需要共同听电话时，要征求对方意见，按免提键，一定告知对方，得到对方允许。

打电话时，要口对话筒，说话声音不要太大也不要太小，说话要富有节奏，表达要清楚，简明扼要。

通话完毕，礼貌道别，等宾客挂完电话后再挂通话。

（五）介绍规范

1. 自我介绍

见到客户，先要进行自我介绍。自我介绍时，应面带微笑，口齿清晰。如"您好，我叫×××，是刚才电话和您预约的乳房健康管理师""您好！我叫×××，是×××机构的员工"。

2. 做好介绍人

（1）面带微笑，举止大方，手掌伸直，掌心向上，示意所介绍的人。如"请让我来介绍一下，这位是×××"，切忌介绍时用手指头指着别人，量词用"位"不用"个"。介绍他人标准手势如图1-4所示。

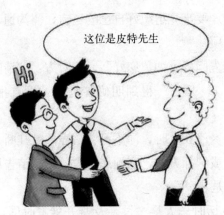

图1-4　介绍他人标准手势

（2）如果在自己的主场时，应主动介绍现场其他人员，介绍顺序：先女后男、先上后下、先长后晚、先主后客、先早后晚。

（3）称呼对方时，在姓氏后面加职位或头衔即可，不确定的话就统一称"先生""女士"。

（六）名片礼仪

1. 递送名片

（1）依照"职位低者先向职位高者递送名片，男性先向女性递名片，年少者向年长者递名片"顺序递送。

（2）在初见到客户时或者服务完客户以后，可以主动给客户递名片，告知客户遇到问题可以随时致电询问。

（3）递送名片时，名片正面朝向对方，欠身双手递送，同时说"我叫××，这是我的名片，请多关照！"等。递送名片的姿势如图1-5所示。

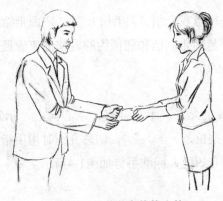

图1-5　递送名片的姿势

2. 接受名片

（1）面带微笑，恭敬地用双手的拇指和食指捏住名片下方两角，并表示感谢。接收名片的手势如图1-6所示。

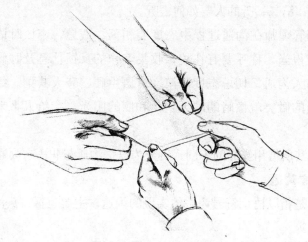

图1-6　接收名片的手势

（2）接过名片，当着对方仔细把名片看一遍，重复对方的名字和职务，然后将名片放入名片盒或名片夹，切忌当着对方不看名片，就将名片随便放置桌上或口袋里。

3. 索要与拒绝

（1）在他人无意或忘记交换名片而自己有意索要时，要选择妥善的方式，如采用"今后怎样与您联系"等提示性语言，以委婉表达交换名片的愿望。

（2）在自己忘带名片而无法交换或者因故不便交换名片时，要采用委婉的说辞，如"非常抱歉，今天忘带名片了"。

二、沟通技巧

沟通通用的定义是为了一个设定的目标，把信息、思想和情感，在个人或群体间传递，并且达成共同协议的过程。沟通的目的是增进人与人之间的交流，传达真正的爱。

乳房健康管理师在与客户互动的过程中，运用良好的沟通技巧，有利于了解客户，并使患者了解自己，使工作更加顺利及有效进行，取得事半功倍的效果。沟通技巧是人与人之间通过语言沟通和非语言沟通等方式，有效明确地向他人表达自己的想法、感受与态度，并且能正确地理解他人反馈的信息。别人对你的问题是否能够理解，对你的想法是否能够接受，这完全靠沟通去取得成果。成功沟通的技巧不外乎以下两点：第一，讲话的人要把这个话讲给别人听，要怎么讲；第二，听的人要如何去听。

乳房健康管理师在沟通过程中态度要和蔼、诚恳，交谈时语气应温和、亲切，措辞应得当，称呼要有礼貌，收集客户的反馈信息及时修正。凡事用商量的口气与人沟通，切忌态度冷漠，言语生硬，夸大其词。经常要保持微笑，护理人员的微笑就像晴朗的天空，和煦的阳光，会给人带来温暖舒适的感觉。

沟通按照其所借用媒介的不同，可分为语言沟通与非语言沟通。

(一) 语言沟通

语言沟通是指以语词符号为载体实现的沟通，主要包括口头沟通、书面沟通和电子沟通等。

1. 清楚的讲话

语言明确性和特定性，是语言沟通的基础。切忌啰嗦、漫无边际，使人无法明确地理解其意图。乳房健康管理师在做完护理工作后向客户交代在母乳喂养过程中需要注意的事项时，语言要清晰明确，让客户听后能够按照健康管理师所提供的方法去实施。

2. 适当的讲话

讲话要看场合、现场气氛、听众感受及对方反应，切勿只在乎自己需要表达的内容，不顾及对方的内心想法、感受及态度，以至于在沟通过程中偏离你预期设定的效果。卡耐基说过："如果你希望别人喜欢你，你就要对他露出笑脸，做出很喜欢他的样子。对他感兴趣的事，你要做出也很感兴趣的样子，要慷慨地赞扬他，并且欣然同意他的意见。"

3. 言语沟通注意事项

和客户沟通时宜讲普通话；用语礼貌，多用敬语、谦语，如"您、请、谢谢、对不起"等，切忌使用脏话、忌语；与客户沟通时，语言清晰准确，语音语速适中，切忌大声喧哗；说话时间长短适度，切忌滔滔不绝；不要随意打断他人讲话或在他人讲话时心不在焉；切忌打听他人隐私和贸然提问；承诺的事情要在自己的能力范围之内，切忌夸夸其谈。

（二）非语言沟通

非语言沟通是相对于语言沟通而言的，是指通过身体动作、体态、语气语调、空间距离等方式交流信息、进行沟通的过程。

非语言沟通的形式有：面部表情，肢体动作和空间距离等。

1.面部表情

面部表情中占重要地位的是眼睛。眼睛是心灵的窗户，眼睛最能表达出一个人的情感，是欢乐还是忧伤、是诚恳还是伪善、是喜欢还是厌恶等。所以乳房健康管理师在与客户沟通过程中眼睛尽量看他人脸部的下三角区，就是两只眼睛到鼻尖这个倒三角区域，这样给人的感觉更亲近。看的方式是不要"紧盯"，而是放松的微笑着看对方。当听明白或与对方有同感时，要用眼睛与人交流表示肯定、鼓励及赞许。忌死盯着对方或者斜目而扫。眉毛也能表达人的情感变化，如喜上眉梢表示愉悦，眉头舒展表示宽慰，横眉冷对表示敌意，低眉顺眼表示顺从等，通过眉毛及眉毛肌肉的变化，传递不同的信息。嘴部传递出信息有很多种，如常见伤心时嘴角下撇，欢快时嘴角提升，委屈时噘起嘴巴，惊讶时张口结舌，忿恨时咬牙切齿，忍耐痛苦时咬住下唇。鼻子同样能传递信息，如厌恶时耸起鼻子，轻蔑时嗤之以鼻，愤怒时鼻孔张大，鼻翼抖动，紧张时鼻腔收缩，屏息敛气。面部表情中，微笑是最有吸引力、最有价值的面部表情，真诚、自然、适度、适宜的微笑才能真正发挥其作用。

真诚：乳房健康管理师发自内心的、真诚的微笑能够使客户在一个轻松的氛围展开，让客户放松心情。

自然：乳房健康管理师发自内心的微笑应该是情绪、神情与笑容的和谐统一。自然的微笑能够积极传递正面信息，给客户极大的信心。

适度：乳房健康管理师对客户微笑时应适度。笑得过分，有失稳重；笑得过短，给人以虚伪感。

适宜：乳房健康管理师微笑服务一定要与工作场合、环境、客户的心情相适宜。

2.肢体动作

英国心理学家阿盖依尔等人的研究表明，当语言信号与非语言信号所代表的意义不一样时，人们相信的是非语言所代表的意义。由于语言信息受理性意识的控制，容易作假，肢体语言则不同，人的肢体语言大都发自内心深处，极难压抑和掩盖。

乳房健康管理师要学会读懂客户的肢体语言，洞察客户的内心变化。人的四肢传递出的信息也很丰富，比如高兴时手舞足蹈，气愤时候紧握双拳，焦虑时候反复搓手，懊悔时候捶胸顿足，紧张时候手指颤抖，质疑、不接纳时候手臂交叉。从客户坐姿站姿与步态中，也能收集到很多信息，比如谈话时客户身体微倾向前，表示客户对你的话题感兴趣。如果客户身体后仰、背朝你，说明对所谈的话题失去耐心了。客户不停看手机或者手表，说明客户还有其他事情，这时应礼貌地向客户提出是否改约时间。

肢体动作表达信息过程中，忌指指点点、随意摆手、端起双臂、双手抱头、摆弄手指、手插口袋、搔首弄姿和抚摸身体等。

3. 空间距离

当人与人进行交流时，双方在空间所处位置的距离具有非常重要的意义。心理学家做过这样一个实验：一个刚刚开门的大阅览室，当里面只有一位读者时，心理学家就进去拿椅子坐在他（她）的旁边。试验进行了80人次。结果证明，没有一个被试者能够容忍一个陌生人紧挨自己坐下。心理学家发现，每个人都需要在自己的周围有一个自己能够把握的自我空间，这个空间的大小会因不同的文化背景、环境、行业、个性等而不同。

根据美国人类学家霍尔博士研究，有四种距离表示不同情况。

亲密接触（0~45厘米）：交谈双方关系密切，身体的距离从直接接触到相距约45厘米，这种距离适于双方关系最为密切的场合，比如说夫妻及情人之间。

私人距离（45~120厘米）：朋友、熟人或亲戚之间往来一般以这个距离为宜。

礼貌距离（120~360厘米）：用于处理非个人事物的场合中，如进行一般社交活动，或在办公，办理事情时。

一般距离（360~750厘米）：适用于非正式的聚会，如在公共场所。

距离太近则双方有挤压、压迫感，太远则有生疏感。乳房健康管理师在工作过程中，排除工作操作的需要外，在与客户交流沟通时建议在礼貌距离，这样既让客户放松而又不显得疏离与客户沟通。

（三）乳房健康管理师沟通中注意事项

1. 对母婴护理师工作不要全盘否定

作为乳房健康管理师，开展工作时首先要肯定客户聘请的母婴护理师所付出的艰辛劳动，对一些母乳喂养指导过程中不得当的地方要委婉指出，给予母乳喂养日常护理工作中的指导，千万不要居高临下，态度生硬，全盘否定母婴护理师工作。乳房护理工作按摩后有很多日常护理需要母婴护理师的配合，如果对母婴护理师工作横加挑剔，不予尊重，不仅不利于乳房护理工作开展，甚至影响后续的护理效果。

2. 注重保护客户隐私

乳房是非常私密的器官，对女性来说尤其如此。在护理过程中要注重保护客户隐私，最好征求客户意见，在客户指定场所护理。有客户进行过乳房整形手术或身患一些疾病，这些客户个人隐私有的甚至不愿意让家人知道，要尊重客户隐私，替客户保守秘密。

3. 尊重客户知情权

在给客户开展乳房护理工作时，要仔细询问相关问题，认真检查乳房，对护理方法、次数、费用及预期效果等涉及的问题要提前告知给客户，要多采用征询、协商、请教的口气与客户交流，让他们参与其中，尊重客户意愿开展工作。切勿用命令或指示的口吻，以避免伤害客户的自尊心。

4. 认真倾听，主动跟进

沟通的基本问题是乳房健康管理师心态要正确，其基本原理是你有没有关心别人，对于别人的主动要求，你是否会主动支持和主动反馈。因此要积极认真倾听客户的问题，了解客户问题及需求所在，对于心情不好的客户，要安抚宽慰，调整好客户的心情，真正关心客户，尽力帮助客户解决问题。积极主动跟进客户，做完护理工作后，要及时电话回访客户，做好后续沟通工作，跟进客户的情况，对客户的乳房健康问题认真负责。

本章小结

乳房健康管理师在工作中认真负责科学地履行自己的岗位职责，在开展护理工作中注重职业礼仪和沟通技巧，这样在给客户提供服务的过程中，定会给客户带来不一样的护理体验。

思考题

1. 乳房健康管理师岗位职责如何?

2. 乳房健康管理师仪容仪表有哪些要求?

3. 电话规范中需要注意什么?

4. 乳房健康管理师在与客户沟通中有哪些注意事项?

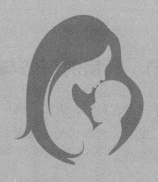

第二章

乳房的解剖与生理

学习目的

● 掌握乳房的组成及内部结构

● 了解乳房的生长发育过程

● 知道内分泌对乳腺的调节作用

● 熟悉乳房泌乳的机理及各种影响因素

第一节 乳房的形态与结构

成年女性的乳房为一半球形性器官，附着于胸壁肌肉和胸大肌筋膜上。其形态和位置可因个人年龄、发育、营养状况等因素而表现不同。乳房的主要结构是皮肤、皮下组织和乳腺组织。

一、乳房的位置

乳房一般位于胸前的第2～6肋骨之间，两侧基本对称。内缘近胸骨旁边，外缘至腋前线，乳房肥大时可达腋中线。

在乳房发育的过程中，除正常的乳房外，有的人还有副乳腺。另外，乳房外上部有一狭长的乳腺组织伸向腋窝，形成乳房腋尾部。该腋尾部是正常乳腺组织的延伸，易与淋巴结和副乳腺相混淆。

二、乳房的结构

1. 乳腺的组织结构

乳房由皮肤、皮下脂肪及乳腺组织组成。其中乳腺组织又可分为腺体、导管、脂肪组织和纤维组织（图2-1）几部分。

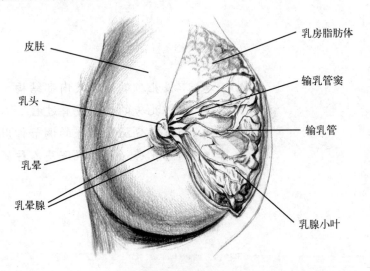

图2-1 乳房的结构

2.乳腺的内部结构

乳腺体是由15~20个**腺叶**组成的。每个腺叶分成若干个**腺小叶**，腺小叶是乳腺的一个结构单元。每个腺小叶又由10~100个**腺泡**组成，腺泡的开口与小乳管相连。多个小叶间乳管汇集成一腺叶的乳腺导管，又称**输乳管**。共有15~20根，在到达乳头前相互会合。输乳管在乳头膨大的壶腹部称**输乳管窦**。可暂存乳汁。输乳管以乳头为中心呈放射状排列，汇集于乳晕，再分成6~8根，开口于乳头的表面称**输乳孔**。腺叶间上连皮肤与浅筋膜浅层，下连浅筋膜深层的纤维束称Cooper氏韧带（即**乳腺悬韧带**），使乳房保持一定的活动度。

三、乳腺导管系统

乳腺的导管是由输乳管反复分支而呈现树状分枝的结构单位。包括小叶内导管、小叶间导管和输乳管。输乳管直径约2毫米，在乳头基底部（图2-2）。

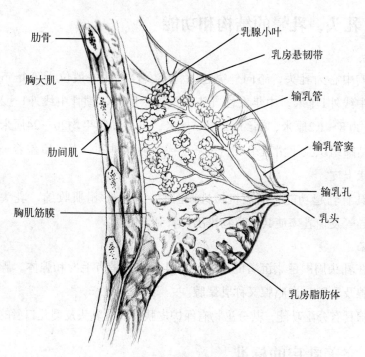

肋骨
胸大肌
肋间肌
胸肌筋膜

乳腺小叶
乳房悬韧带
输乳管
输乳管窦
输乳孔
乳头

乳房脂肪体

图2-2 乳腺导管系统

乳腺导管系统是由输乳管反复分支而呈现树状分支的结构单位。

1. 乳腺导管的分级

输乳管以下为**大导管**（即一级导管），再分支为**中导管**（即二级导管）和**小导管**（即三级导管），最终为**末梢导管**，并形成许多小叶，最终构成乳腺叶。

2. 乳腺导管的解剖形态

全支型：从乳头一级导管开始呈放射状由粗到细逐级自然分支，均匀规则地遍及整个腺体。此种类型较少见。

多支型：与全支型相仿，各级导管约占腺体面积的3/4。此类型最多见。

少支型：各级导管约占腺体面积的一半。部位也各异，可偏于乳腺的一侧或位于乳腺的中部。这种类型较多见。

单支型：近乳头的一、二、三级导管较长，各级导管分支较少，遍及乳腺面积的1/4，多见于乳腺的内侧或外侧，较少见于乳腺的中部。此类型最为少见。

四、乳头、乳晕的结构和功能

1. 乳头

乳房的中心为乳头，略向外突起。青年女性乳头一般位于第4～5肋间水平，锁骨中线外1厘米。中年女性乳头位于第六肋间，锁骨中线外1～2厘米。乳头直径约0.8～1.2厘米，高约1.2～1.5厘米。乳头间距平均20～24厘米。乳头由致密的结缔组织及平滑肌组成，呈环形或放射状排列，表面覆盖着一层很薄的复层鳞状上皮。

乳头具有勃起功能，当有机械性刺激时，乳头平滑肌收缩，乳头勃起发硬，挤压导管及输乳窦使其内容物排出，有利于哺乳。

2. 乳晕

环绕在乳头周围色素沉着的皮肤就是**乳晕**。乳晕有毛发和腺体。腺体有汗腺、皮脂腺及乳腺。皮脂腺又称**乳晕腺**。

乳晕腺具有分泌功能，其分泌物有保护皮肤、润滑乳头及婴儿口唇的作用。

五、完美乳房的标准

乳房呈半球形或圆锥形，丰满、匀称、柔韧富有弹性。位置在胸部第2～6

肋间,整体形状挺拔;乳头位于第4肋间。两乳头的间隔大于20厘米(图2-3)。锁骨上凹陷处和两个乳头三点连线呈等腰三角形;乳房基底面直径为10~12厘米,乳轴(由基底面到乳头的高度)为5~6厘米;乳晕圆形,直径3.5~5厘米,颜色红润、粉嫩;穿着合适的内衣后,显现出诱人的乳沟。

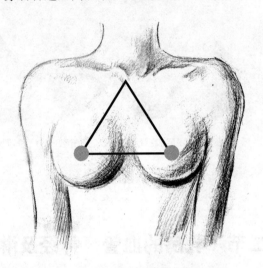

图2-3 乳头间距的标准

六、脂肪组织

乳房内的脂肪组织呈囊状包裹于乳腺周围,与结缔组织一道形成一个完整的乳房整体。乳房脂肪的多少决定乳房的大小及弹性。乳房脂肪的多少,可因遗传、发育、年龄、营养等因素有很大的差异。

七、乳腺结缔组织

乳房中的结缔组织主要是筋膜,其主要成分是胶原蛋白。其主要功能是包裹和支撑乳腺组织。乳腺基底面稍凹陷,与胸肌筋膜间疏松的结缔组织间隙,称为**乳腺后间隙**。乳房结缔组织的强弱决定着乳房的整体形态。

八、乳房的形态

乳房的外观呈半球形,凸出于胸前两侧,与全身线条相连,构成人体的曲线美。在女性乳房的发育中，乳房的形态可因年龄、种族、遗传等因素而有一定的差异。

通常分为以下几种：扁平型、圆盘型、半球型、圆锥型、牛角型、肥大型、萎缩型等。乳房的常见形态如图2-4所示。

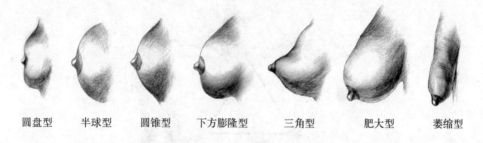

圆盘型　　半球型　　圆锥型　　下方膨隆型　　三角型　　肥大型　　萎缩型

图2-4　乳房的常见形态

第二节　乳房的血管、神经及淋巴

一、血管

乳腺的血液循环非常丰富，由三组动脉和两组静脉供应。

（一）动脉

供应乳房的动脉主要来自腋动脉的分支、胸廓内动脉的分支及肋间动脉分支。这三组动脉之间相互吻合，构成了致密的动脉网，为乳房的血液供应提供了充足的保证。

1. 腋动脉

腋动脉的分支共有6支，其中4支供应乳腺的外侧部及上部。

2. 胸廓内动脉

胸廓内动脉的肋间分支又称胸骨旁动脉或乳内动脉，主要供应乳腺内侧。

3. 肋间动脉

肋间动脉分支主要营养胸壁肌肉、乳腺和皮肤。

（二）静脉

乳房的静脉与淋巴管伴行，分深、浅两组。

1. 浅组静脉

乳房的浅组静脉包括乳晕下静脉、乳晕周围静脉、乳腺浅静脉。由于位置表浅，妊娠时可见其扩张，当乳腺内病变时乳腺浅静脉则扩张更明显。

乳腺浅静脉又分为横行和纵行两类。

（1）横行静脉向胸骨旁穿过胸肌，汇入内乳静脉。

（2）纵行静脉向锁骨上窝走行，注入颈下部浅静脉，再汇入颈前静脉。

2. 深组静脉

乳房的深组静脉可分为以下三条路径。

（1）经内乳静脉穿支注入同侧无名静脉，是乳腺癌血行肺转移的一条重要途径。

（2）直接注入肋间静脉，再经肋间静脉与椎静脉的交通支，引入奇静脉、上腔静脉，是乳腺癌血行转移脊柱、骨盆、颅骨等的途径。

（3）直接入腋静脉，再进入锁骨下静脉及无名静脉，此为乳腺癌血行肺转移的又一途径。

二、乳腺的神经支配

乳房的神经由第2～6肋间神经皮肤侧支及颈丛3~4颈神经支配。除感觉神经外，还有交感神经纤维随血管走行分布于乳头、乳晕和乳腺组织。乳头、乳晕的神经末梢丰富，感觉敏锐，在发生乳头皲裂时，疼痛剧烈。哺乳时婴儿吸乳产生的射乳反射，是乳头的神经末梢反射的传入途径。在行乳腺癌根治术时，还涉及臂丛神经、胸背神经及胸长神经。如手术时损伤了这些神经，会造成患侧上臂术后的疼痛及肘关节的麻木。

三、乳腺的淋巴引流

乳房内含有丰富的淋巴管网，并互相吻合成丛，同整个胸部、颈部、腋下、腹部、脊椎等处之淋巴网相连通。两侧乳房内的淋巴管亦相互沟通，甚至跨越中线注入对侧腋下淋巴结群。

乳房的淋巴引流途径：约占75%的乳腺淋巴管主要流入腋窝淋巴结，约20%～25%引流到胸骨旁淋巴结，少数可注入锁骨上淋巴结。此外部分可引流到膈下、腹壁和对侧腋窝淋巴管及两乳皮下的淋巴网。最重要的是腋窝淋巴和内乳淋巴结，它们是乳腺癌淋巴转移的第一站。

第三节　乳房在各个时期的发生和发育

乳房是哺乳动物所共有的特征性腺体，乳腺对于男性属于退化性的器官。在女性自胚胎发育起至出生后发育成熟，然后到萎缩退化，经历了胚胎期、婴幼儿期、青春期、月经期、妊娠期、哺乳期、绝经期等不同阶段。乳腺作为内分泌激素的靶器官，随着卵巢的周期性变化而发生相应的变化，不同时期乳房又有其各自的特点。

一、胚胎期

在人的胚胎时期，两性的乳房发育是相同的。胚胎的发育是乳房形成的第一步，首选出现在乳腺始基，继而出现乳头芽、乳腺芽、最后形成乳腺管和腺泡。

乳房来源于外胚层，起源于皮肤，由表皮局部增厚形成。其功能近似皮肤汗腺，其结构近似皮脂腺。胚胎6周时，腹面两侧自腋下至腹股沟的"乳线"部，多处外胚叶细胞局部增殖，形成乳腺始基，一般有6～8对。胚胎9周时，仅胸前的一对乳腺始基继续发展，而多余的逐渐消退。应消退的乳腺始基而未退，继续发展则形成"副乳腺"。

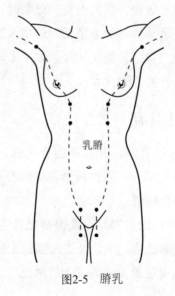

乳腈

图2-5　腈乳

　　副乳腺又分为不完全性副乳腺和完全性副乳腺。不完全性副乳腺只有乳腺腺体，没有乳头和乳晕（图2-6）；完全性副乳腺是既有乳腺腺体，又有乳头和乳晕（图2-7）；多乳头症是在"乳线"上出现多个乳头（图2-8）。

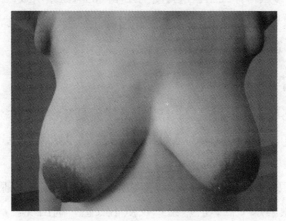

图2-6　双侧不完全性副乳

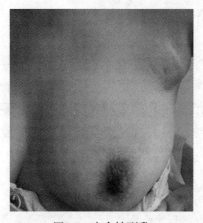

图2-7　完全性副乳

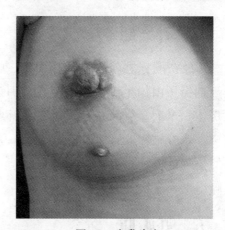

图2-8　多乳头症

　　胸前的一对乳腺始基的外胚叶呈基底细胞状，增殖成团形成**乳头芽**。胚胎3个月时乳头芽的基底细胞向下生长形成**乳腺芽**。乳腺芽进一步延伸形成索状**输乳管原基**，最后演变成**乳腺管**。胚胎6个月时输乳管原基进一步分支，形成15～20个实性上皮索伸入表皮内。胚胎9个月时上皮索出现空腔，形成乳腺导管。末端小团的基底细胞形成小叶芽，即乳泡的前殖结构，这种结构直至青春期前基本维持原状。

二、婴幼儿期

新生儿1周左右，60%～70%乳晕部可形成1～3厘米的硬结，乳头可有乳汁样的分泌物，多因母体经胎盘遗留新生儿体内的雌激素所致，约出生后两周消失。儿童期乳腺导管的生长和分支处于相对静止状态。除幼儿乳房红肿、发热需就诊，一般无需处理，切忌挤压。

三、青春期

我国女性乳房发育年龄在12～15岁。此时卵巢开始发育并分泌性激素，促使乳腺开始发育，乳头、乳晕、乳房相继增大。乳头乳晕颜色逐渐加深。由于卵巢的周期性变化，乳房也会出现相应的周期变化。

如乳腺组织特别敏感，雌激素过度刺激，就可形成乳腺过度增生而肥大。如体内雌激素水平低，乳腺组织反应不敏感，则出现乳房发育不良。若雌激素仅刺激乳腺某一局部，即发生乳腺囊性增生或乳腺纤维瘤。

四、月经期

月经初潮标志着性及乳腺成熟。随卵巢周期变化，乳腺组织也随着月经周期经历由增生到复原的变化。月经前期乳腺管扩张，新生腺泡形成，乳房体积增大，乳头敏感，乳房胀痛有结节。月经后期乳腺泡萎缩，管腔变窄，水分被吸收。乳房变软变小，胀痛消失。月经周期乳腺的变化属正常的生理性变化。若内分泌紊乱，乳腺变化与月经周期改变不协调即出现乳腺增生等症状。

五、妊娠期

妊娠后乳房得以最后发育成熟。乳房逐渐增大，孕中期最明显。乳房皮肤出现白纹，乳头增大，乳晕扩大，着色加深，可见乳晕腺凸起。在胎盘及卵巢分泌激素作用下，孕中、晚期乳房皮下可见浅静脉扩张。新生乳腺小叶增多，导管腺泡腔扩大，分化出含脂质的初乳细胞，开始有分泌活动。

孕妇在怀孕6个月后应用温水清洗乳头，增强局部抵抗力。如有乳头凹陷，怀孕8个月后可用手牵拉按摩乳头或佩戴乳头矫正器，使内陷的乳头突出，便于日后哺乳。

六、哺乳期

乳腺导管和腺泡增生肥大，腺泡上皮开始有分泌活动，乳汁充满胞浆。产后雌孕激素的下降，使催乳素水平急剧上升而开始大量泌乳。

分娩后需注意乳房卫生，提倡母乳喂养。保护乳头，保持婴儿口腔卫生，避免细菌入侵。排空双乳，防止乳汁淤积，预防乳腺炎发生。

七、绝经期

随着年龄的变化，卵巢功能逐渐衰退或消失，雌激素分泌减少。乳腺小叶及末端腺管缩小，乳腺内血管减小，间质硬化，有时可见钙化乳房渐趋萎缩，失去弹性而下垂。亦有的女性因体胖脂肪沉积乳房外观可显肥大，但乳腺则普遍已萎缩。

此时要加强胸肌锻炼，经常自我检查和定期到医院体检，如用雌激素替代品一定要在医生指导下使用，并监测子宫内膜的变化。

第四节　乳腺与内分泌的关系

乳腺的各期生长、发育变化是在下丘脑-垂体-卵巢轴及其他内分泌腺综合作用下发生的，是受内分泌直接控制的。了解乳腺与内分泌的关系，对乳腺疾病发生、发展的预防和治疗，有着重要的意义。

一、乳腺与下丘脑的关系

下丘脑是调节内分泌活动的高级中枢，下丘脑核团的神经元具有内分泌功能，通过所产生的激素，调节垂体内各种细胞的分泌活动。内分泌激素对乳腺的调节，主要表现在乳腺的生长发育及其随着月经周期的生理变化而发生的乳腺由增生到复旧的过程。乳房的生长、发育和分泌是在大脑皮质和下丘脑的调节下进行的。丘脑下部的神经活动是不能自主的，须在大脑皮层控制下活动。

二、乳房是多种激素的靶器官

乳房是下丘脑-垂体-卵巢轴的靶器官。雌激素促进乳腺导管生长，使腺管增长，并发出很多分支。孕激素刺激腺泡发育，使腺泡增大，促进腺小叶形成。雌孕激素只有在比例适当的情况下，才能使乳腺正常发育。如雌激素相对过多，孕激素相对不足，乳腺的导管和纤维结缔组织增生，则可能发生乳腺纤维腺瘤和囊性增生病。

甲状腺激素可刺激全身代谢而间接促进乳腺的生长发育。当甲状腺功能低下时，乳腺则发育不良。胰岛素可直接刺激乳腺上皮细胞的增殖，对乳腺的生长发育是通过代谢环节发挥作用的。胎盘的合体滋养层细胞可分泌大量的雌孕激素，促进乳腺充分发育和准备授乳。肾上腺皮质激素对乳腺小叶、腺泡的发育有重要作用，对乳汁的分泌起促进作用。如切除双侧肾上腺，可使正常发育的乳腺逐步萎缩，泌乳则会停止。催乳素是乳腺泌乳活动中最重要的激素。其主要作用是促进乳房生长发育，发动和维持泌乳。

三、乳腺与卵巢激素的关系

乳腺的发育、生理功能和病理变化，主要受卵巢激素的影响。随着卵巢发育—排卵—黄体形成—退化的周期性变化及卵巢分泌雌激素峰值的变化，乳腺也同样会有增生—萎缩—退化的周期改变。排卵期雌激素分泌显著，黄体逐渐形成，乳腺和子宫内膜同样由增生期转入分泌期。排卵后7～8天黄体成熟时，孕激素分泌达高峰，雌孕激素下降，子宫内膜坏死脱落导致月经来潮，乳腺亦出现萎陷及退行性变化。雌、孕激素既有协同作用，又有抵抗作用。一旦卵巢分泌激素的水平发生紊乱或失调，乳腺就会发生病理性改变。

第五节　正常乳房的泌乳机理

母乳喂养是最原始、最科学、最有效的喂养方法。健康的育龄妇女，怀孕分娩后都具有泌乳和哺乳的功能。

那么乳汁是怎样产生的呢？

一、泌乳生理过程

1.乳汁的产生

乳汁是由乳腺腺细胞产生，是各种激素作用于已发育的乳腺而引起的，并受下丘脑和垂体前叶的控制。脑垂体前叶分泌垂体催乳激素，是乳汁产生的基础。婴儿吸吮乳头是刺激乳腺，促使乳汁不断产生的关键。

2. 乳汁的分泌

生产后，乳腺腺细胞吸收血液中的葡萄糖、乳酸、氨基酸，将它们转化为乳糖、乳球蛋白、乳白蛋白、酪蛋白等；吸收血液中的中性脂肪酸，制造成乳汁中的脂肪，分散成极细的小滴；再吸收多种无机盐、维生素与其他物质及水分一起制造成乳汁，制成的乳汁分泌到乳腺腺泡内。

3. 乳汁的排出

婴儿的吸吮刺激还使脑垂体后叶释放催产素，使腺泡周围的肌上皮收缩。乳汁从腺泡通过导管，排至输乳窦，再经过乳头上的输乳管开口排出乳汁。中医认为乳汁就是妈妈的气血所化，故称乳汁为"白色血液"。乳汁的营养是其他食物或药物不可替代的。

二、泌乳产生的调节

泌乳的产生是受多种因素的影响和调节，常见的有以下三种情况。

1. 婴儿吮吸乳头的刺激

泌乳过程实际是一个循环的过程。从婴儿含住妈妈的乳头，这个循环就开始了。婴儿吮吸乳头的刺激，反射性地引起催乳素的分泌和释放，以维持乳汁的形成。婴儿的吸吮可以刺激乳头和乳晕区丰富的感觉神经末梢。反射传入下丘脑，神经垂体分泌催乳素和催产素，作用于乳腺平滑肌和子宫平滑肌，使乳汁和恶露排出。婴儿不断地吸吮，数分钟内血液中泌乳素含量会增高10倍，乳汁就会持续源源不断地产生，为下一次哺乳做好了准备。按需哺乳是保证乳汁产量的重要办法。

2. 乳汁的排空

有利于刺激乳汁的继续分泌；催乳素作用于乳腺平滑肌，使乳汁排出的过程就是喷乳反射；停止哺乳后，因无吮吸的刺激，则反射性地催乳素释放中止，乳汁则不能排出；乳汁潴留使局部压力增高，而导致乳汁分泌减少。

3. 内分泌因素

乳腺细胞膜上有垂体催乳素受体，细胞质及细胞核内有雌激素及黄体素的受体。妊娠前期在卵巢激素的作用下，乳腺小叶得以充分的发育。妊娠中期黄体素含量上升，乳腺进一步发育。妊娠末期胎盘形成，分泌雌激素和黄体素，乳腺腺泡逐渐膨大，为泌乳做好了准备。孕期因大量雌孕激素的抑制，仅有少许初乳，而无真正泌乳。分娩后雌、孕激素下降，对催乳素的抑制作用解除，催乳素开始分泌和维持泌乳作用。

三、乳汁分泌的维持

肾上腺皮质激素也参与泌乳过程，它有加强催乳素的作用。泌乳的多少取决于乳房发育的程度。催乳素可使发育已成熟的乳腺分泌乳汁，并维持其分泌活动。对乳腺导管和腺泡不发育或萎缩的乳腺，催乳素根本不起作用。

哺乳期丰富的营养饮食对维持乳汁分泌起着重要的作用。产妇所吃食物除自身代谢消耗外，约有50%～70%转变为乳汁。产后2～3天乳汁开始大量分泌，乳房明显胀大、变硬或疼痛。这种现象称乳房充盈。产后1周，一般产妇每日可泌乳250～300毫升，6个月时每日泌乳可达1000毫升以上，9个月以后乳汁开始减少。

为了保证母乳喂养，促进乳汁分泌，产后必须做到"三早"。

早接触——迅速产生母子情感，促进母乳喂养。

早吸吮——强化婴儿吸吮能力，刺激催乳素分泌。

早开奶——及时疏通乳腺管，按需哺乳。

乳房健康管理师要帮助母亲建立母乳喂养的信心，让婴儿勤吸吮，刺激射乳反射产生。大力推广母乳喂养，对乳腺增生病的缓解，对乳腺癌的预防都有重要的意义。

四、珍贵的初乳

产后7天内分泌的乳汁称为初乳。初乳可使新生儿获得高活性免疫力。每滴初乳有0.5～2.5毫克的免疫球蛋白，是成熟乳的20～50倍。还含有几千个能发挥免疫作用的T细胞、B细胞和数万个巨噬细胞。初乳中免疫球蛋白A含量很高，主要在肠道局部发挥作用。抵御病原菌入侵，并清除体内的病菌。

母乳中还有促进脑神经发育和智力发育的必需物质，婴儿对母乳的吸收率及利用率比牛奶高一倍，母乳喂养的婴儿发病率和死亡率较人工喂养的婴儿明显降低。母乳是婴儿的最佳天然食品，对婴儿的成长和母亲的健康有极为重要的作用。

第六节　影响乳汁产生的因素

乳汁的产生是一个复杂的过程，受着神经、体液等因素的影响。不论哪个环节出现问题都会影响乳汁的产生。主要的影响因素有乳房发育问题、产妇的情绪问题和哺乳的姿势问题。

一、乳房组织和神经受损

产前乳房发育差或有严重疾病，乳房组织受损，则使刺激垂体释放催乳素、催产素的神经受到抑制，其对乳腺腺泡肌上皮的作用减弱，从而影响乳汁的产生。另外，若交感神经兴奋，肾上腺激素释放，可引起乳腺血管收缩，亦可阻断乳汁的分泌和排出。

二、情绪及营养

产妇精神创伤、焦虑、烦躁、恐惧不安、暴怒、忧郁等情绪的变化或因生活环境改变，过劳、失眠、食欲不振、营养不良等均可影响乳汁的产生。另外，哺乳期有的产妇担心哺乳会使身材发胖而盲目节食减肥，造成食欲不振，营养不良，这必然影响乳汁的产生。

三、哺乳的方法和姿势不正确

按需哺乳能保证婴儿生长发育的需要，频繁有效的吸吮能刺激催乳素的分泌。正确的哺乳姿势是哺乳时母亲全身放松，位置要舒适，环抱婴儿时使其身体贴近自己，让婴儿的头和身体呈一直线，婴儿的嘴应将乳晕大部分衔住。如果哺乳的姿势不正确，会导致婴儿衔乳不当。带来的后果就是婴儿不能有效地吸出乳汁，婴儿得不到满足，吃奶时就爱哭闹，以至于完全拒绝吸乳。这样乳汁不能排空，乳房就会出现胀痛。母亲又因婴儿衔乳不当造成的乳头疼痛，而对哺乳产生畏惧情绪，甚至放弃母乳喂养，这种不良循环使得乳汁的分泌越来越少。

本章小结

乳房的解剖和生理，是每位乳房健康管理师必须掌握的专业知识，是做好乳房护理的理论基础。乳房作为女性第二性征的重要标志，在生理上有着独特的作用。乳房的位置、形态、功能是否正常，关系到女性本身的自信心，关系到家庭的和谐与幸福，关系到下一代的健康成长。乳房的发生发育及解剖生理，在女性各个时期因受年龄、营养、种族、遗传及内分泌的影响，会有很大的个体差异，而其表现也不同。泌乳的机理及影响乳汁产生的因素和解决的方法，可以帮助孕、产妇及乳房健康管理师及时解决哺乳期遇到的困惑。通过学习本章，掌握有关乳房的医学理论知识，将有利于更好地指导乳房健康管理。

思考题

1. 乳腺的组织结构包括哪些？
2. 乳头的功能是什么？
3. 乳腺与内分泌的关系如何？
4. 简述泌乳的机理。
5. 如何维持泌乳？
6. 影响乳汁产生的因素？

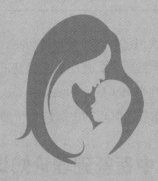

第三章

乳母的中医调护

学习目的

● 了解中医基础理论主要内容。

● 熟悉并掌握阴阳、五行、经络等纲领性理论。

● 掌握所学知识在实际中的应用。

中医对乳房相关问题的认识已有着数千年的历史，随着人类的发展进步，更多医家对此的理论充实及实践研究，使中医对乳房的保健调养护理更达到了一定的科学高度，为广大女性带来了巨大的健康受益。本章意在从中医学的基本理论观念出发，来论述、指导对乳母的中医调护帮助。

第一节　中医基础理论知识简介

中医学是在中国古代朴素的唯物论和辩证法思想的影响指导下，通过劳动人民长期同疾病作斗争的医疗实践活动，不断观察、积累丰富的经验，反复研究并总结而逐渐形成的一整套具有独特风格的传统医学科学。

中医基础理论旨在研究阐发中医学的基本观念、基本概念、基本理论和基本原则，是中医学各分支学科的理论基础和纲领性指南，在整个中医学科中占有着极其重要的地位；是日常生活中，拟应用中医学理论来解除人们身体不适或疾病的相关人士必修之功课。

其主要内容包括：中医学的基本特点、阴阳学说、五行学说、藏象学说、气血津液说、经络学说、病因病机及预防、治疗等。

一、中医学的基本特点

中医学不同于西方医学之处在于其实践性、唯物性及辩证法思想。这反映在整套理论所包含的两个基本特点上：一是整体观念、二是辨证论治。

1. 整体观念

中医学认为人体是一个有机的整体。构成人体的各个器官之间在结构上是不可分割的，在功能上是相互依附、相互为用的；在病理上是会相互作用、相互影响的。不仅如此，中医认为，人体生活在大自然中，必然和其具有密不可分的统一性。昼夜晨昏的更替，四时季节的变换，地区方域的差异，都需要人们主动、积极地顺应它们的变化而适应性地调节自己，以防照顾不到而骤生疾病。已发生疾病的，要注意从整体出发考虑，懂得疾病一般在白天较轻而到晚上会加重等的不同。这样就会在可能出现变化之前，防范在先，就是中医整体观念的意思。

2. 辨证论治

辨证论治，是中医学的又一基本特点，是用于诊断疾病、处方用药等进行处理需遵循的纲领性指南，是辨证与论治两个过程的操作。辨证，是指将望、闻、问、切"四诊"所收集到的病例资料、症状、体征，通过综合分析，辨清引发疾病的原因、性质以及病因与体质之间的关系后，概括、判断出为某种性质的证的过程。论治，是根据辨证的结果，确定对应的治疗方法。

无论是医者还是哺育期女性，知道了原则，懂得因果对健康的影响作用，就可掌握中医辨证论治的精神实质。

二、阴阳学说

阴阳学说，是中医基础理论的重要内容之一，是古人认识自然和解释自然现象的世界观和方法论。一般来说，凡是剧烈运动着的、外向的、上升的、温热的、明亮的、兴奋的、开放的等都属于阳；凡是相对静止的、内向的、下降的、寒凉的、晦暗的、凝聚的、闭合的等都属于阴。而知晓了阴阳的存在、特性并须保持平衡对人体的重要意义，机体的健康维护才有自觉主动性。

为此，必须明确阴阳学说所具有的四个基本内容及意义。

1. 阴阳的对立制约

阴阳的对立，说明了阴阳的两面性。正因有了这矛盾对立双方的存在，才能防止一方的过激生长，以维持人体平衡的健康状态。所以，遇到纯阳、纯阴之人都需人为地纠偏，不能任其发展，引发疾病。

2. 阴阳的依附互用

阴阳虽然对立，但却依附互用，一方脱离不了另一方而单独存在。阴需阳的温煦，助力；阳需阴的滋润，濡养，生命才能得以发展成长。

3. 阴阳的消长平衡

阴阳对立及互为所用的关系，其实是在动态的变化中不断地此消彼长地自我调节存在的。生活中，对于自我或他人的身体认知，也要有此概念，绝不能固定静止地对待机体的状态，一味进行单方面滋补或祛除调护，否则反易破坏了应有的身体健康环境。

4. 阴阳的相互转化

阴阳的转换，强调的是阴阳双方会在一定的条件下、一定的环境内、一定的状况中而出现相互间的性质转换，以求平衡。这就更要求我们在生活中，实施调护时，要懂得因人、适时、应季、动态、灵活操作才有意义。

5.人体组织结构的阴阳归属分类

懂得阴阳的划分，把它应用在人体组织结构的归属上，有着一定的临床意义，见表3-1。

表3-1　人体组织结构的阴阳归属分类

阳	表	外	左	上	前	心肺	胸	背	六腑	手三阳	足三阳
阴	里	内	右	下	后	肝脾肾	腹	腰	五脏	手三阴	足三阴

三、五行学说

五行学说，是指世界万物都可以用木火土金水这五种材质及其相互间运动变化来引申应用的一种学说。强调了它们的关系是在动态、依存、制约的平衡、协调下而存在的。这种良好状态的维护，是靠五行间具有的相生相克、相乘相侮来实现的。

1.相生相克

相生：木生火，火生土，土生金，金生水，水生木。为母子生养关系，依存、密切。

相克：木克土，土克水，水克火，火克金，金克木。为制约机制关系，防范、平衡（图3-1）。

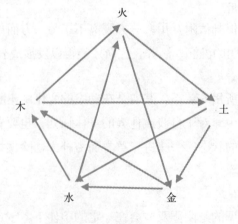

图3-1

2.相乘相侮

乘，即以强凌弱。是指一方本身过于强盛，而使被克的一方造成不足。可理解为克的太过，致使被克方衰弱。

侮，其实是反克。是指一方过于强盛后，反克了原来克我一方，使克我者出现虚弱不堪。

由此不难看出，相乘相侮其实是相生相克出现异常时的一种表现，即相生相克的关系发生了次序的颠倒或克制过强，使得身体产生了不适的状况，出现了病变。这种情况的发生，一方面是机体因季节变化、地域转换、劳逸失常等导致个体调适障碍引起，一方面则可能属自我或他人给予养护不当所致。

所以，学习掌握一些阴阳及五行的知识，并懂得适时科学运用，健康保证才不为虚话。

3.五行与自然界的归属分类

中医认为，自然界中的季节、气候、地域、色味等与人都有着千丝万缕的联系，这种联系，可通过五行归类分属表现得形象而明确。人们掌握了这些，胜似医者在身边（表3-2）。

表3-2　五行与自然界的归属分类

五行	五脏	六腑	五官	形体	情志	五味	五色	五气	五季
木	肝	胆	目	筋	怒	酸	青	风	春
火	心	小肠	舌	脉	喜	苦	赤	暑	夏
土	脾	胃	口	肉	思	甘	黄	湿	长夏
金	肺	大肠	鼻	皮毛	悲	辛	白	燥	秋
水	肾	膀胱	耳	骨	恐	咸	黑	寒	冬

四、藏象学说

藏象学说，是指通过对人体各脏腑的生理功能、病理变化及相互间影响的观察，来研究解决临床问题的一门学说。这里的藏，指的是人体的内脏。象，是指内脏表现在外的生理、病理现象。它对一个脏腑的理解，是有别于现代医学的，因其可能包含着解剖生理学中多脏器的功能在内，所以往往指的是一个组织系统，一个整体理念的蕴含。

1.五脏

五脏，是心、肝、脾、肺、肾的合称，是我们了解藏象学说中的主要内容之一。而每个脏都有着自己不同的功能作用及外在表现方式。明晰此，有利于常人对自身或他人的身体状况作大概的了解，从而在调养、维护时，有目的地对应处置，会收效颇丰。

（1）心。古人认为，心为血之主，脉之宗，神之居。在人的生命活动占据无可替代的主宰地位。它开窍在舌，反映在面，与人的汗液及喜乐情绪关联较大。它对人体的主要作用功能为：主血脉和主神志。即指人全身的血液的搏出、流动及精神思维活动，意识反应状态等，是赖于心脏的主导、统领的。

（2）肺。因肺处高位，古人称其为"华盖"。又因它不耐寒热，容易被病邪侵犯，所以，又有肺为"娇藏"一说。它开窍于鼻，华显在皮毛。即鼻子的通畅、湿润与否，皮肤润泽如何等都反映了肺的功能是否正常。当肺脏虚弱时，易产生悲伤的情绪，同样，后者的不良状态，也会影响肺脏的健康。

（3）肝。肝在中医基础理论被视为"将军之官，谋虑出焉"。古籍有言称"肝为魂之处，血之藏，筋之宗"。意思是讲，肝统摄人的魂魄，它藏血以备人体所需，筋脉得血濡养，肢节才能灵活自如。它主疏泄，血脉才能被输布到所需之处，使其发挥正常作用。因肝开窍于目，所以，想使自己目明眼亮，肝血需得充裕盈满。由于肝在五行中归属木脏，木需血涵才不致暴躁发火。同样发怒也会损耗到肝脏的藏血储备，使其功能难于发挥而出现病状。

（4）脾。中医认为，脾能将人体通过胃接纳来的饮食水谷转化成气血等精微营养物质，并将其能转输、布散到全身各个部位使其受用，且掌控着血液只可在经脉中流动而不能逸出管外的能力。即脾主运化、升清、统血。所以，脾有"后天之本""气血生化之源"一说。古籍《脾胃论》言"百病皆由脾胃衰而生"就明确地肯定了脾对人体的重要。因脾开窍于口，显象在唇，以涎为液，平素想了解自己脾的状况好坏，可从唇色的是否红润、涎液是否正常等方面来掌控。且保持乐观愉悦的心情，防止情绪郁闷而影响脾的运化输布精微营养物质的功能。

（5）肾。在中医看来肾有主管和闭藏精气的作用。所谓精，是指人体先天从胎里禀赋和后天水谷精微化生而来的精华，如现代医学所讲的各种激素及微量元素等。而此对人体的健康有着重要的维护作用。肾越强，人的身体就越棒。所以，肾有"先天之本"的说法。因肾主骨生髓，开窍于耳。那么，一个人的肾功是否强健，只要通过他（她）的牙齿是否坚固、体质是否硬朗、听力是否灵敏等就可知一二。

2. 六腑

六腑是相对于五脏而言的，它包括小肠、大肠、胃、胆、膀胱及三焦，其共同特点是传化食物和排泄废物，与五脏（另有心包）呈表里关系而发挥其应有作用。其对应关系为：脾与胃，肝与胆、心与小肠、肺与大肠、肾与膀胱，心包与三焦。

五、气、血、津液

气、血、津液学说，也是中医基础理论学中很重要的内容之一。其中，气是一种不断运动着的具有极强活力的精微物质，是构成人体和维持人体生命活动的最基本成分；血为红色状液态样物质，在脉管中流动而存在；津液是机体一切水液的总称，包括有泪液、汗液、胃液、肠液等。

1. 气的功能

气的生理功能共有六个方面：推动、温煦、防御、固摄、气化和营养等作用。

2. 血的功能

血的生理功能共有两个方面：营养和滋润。

3. 津液的功能

津液的生理功能与血液有着异曲同工的效能，那就是滋润和滋养。

4. 气、血、津液的关系

气、血、津液虽有概念上的不同，但彼此间在功能上可互为所用，互相协调，对人体是不可缺少的。气能生血（津）、气能摄血（津）、气能载血、气能化津。气为血之帅，血为气之母。津血同源、气血异名等都在说明了它们彼此的不可分割的关联性。

六、经络学说

经络学说，也是古代医者在长期的临床实践活动中，通过对需求者进行针灸、推拿等医疗手段，借助当时的解剖知识，逐步上升到基础理论层面上形成的学说。它是由经脉和络脉组成的，常说的经络，则是二者的总称。经脉又有正经和奇经之不同。

正经，是有一定的起止点及循环路线，走向有一定的规律性，和五脏六腑有着直接的归属关系，为气血运行的主要通道。

奇经，则无以上特点。有联络、调节十二经脉的作用。

和乳腺有关联的主要经络，将在第二节详细介绍。

七、病因及治疗

中医认为，患病是因为机体正气虚损，阴阳失衡，此时若遇到六淫外邪（风、寒、暑、湿、燥、火）或情志、饮食、劳逸等侵犯或伤害，就易出现状况。治疗主张以下原则：急则治其标，缓则治其本；治防结合，把预防作为重点；平衡阴阳，扶持正气；调和气血、平调脏腑。

第二节　中医对乳汁生成的认识

现实生活中有不少哺乳妈妈因种种原因而苦于无乳或少乳，无法正常进行母乳喂养，以满足婴儿的营养需求。如何帮助哺乳妈妈免受困扰，祖国医学有着它丰富的理论和经验。《诸病源候论》《济阴纲目》《妇人大全良方》《育婴家秘》等古籍明确表明，乳汁的生成与脏腑、气血、经络等均有着密切的联系。如明代杰出的医学家李时珍说："乳为阴血所化，生于脾胃，摄于冲任，未受孕则下为月水，既受孕则留而养胎，已产则赤变为白，上为乳汁"即是。

一、乳汁生成与脏腑的关系

通过上节粗浅地了解了部分中医理论知识后，我们发现肝、脾（胃）、肾与乳房的关系最为密切。

1. 与脾胃的关系

因脾胃位于中焦，为表里关系。脾有后天之本，气血生化之源之称，它能将人所食之水谷化生成精微之营养物质。人体五脏六腑之气血全赖脾气的统摄。而功能靠的就是脾主升、胃主降，一升一降，通调输布着气血水液能在机体的全身正常运行，以满足人体之生存需要。当然，也包括将营养物质输送到乳房，使乳房组织本身健旺，才能如愿分泌乳汁。

2. 与肝的关系

中医认为肝有藏血之功能，所谓藏血就是指肝具有储藏血液和调节血量的功能，使血能"用则出，静则藏"。而乳汁是由血液所化，故与肝有着密切关系。肝有疏泄作用，人的气机畅通、舒达与否和肝的关系甚为密切。肝，以血为本，以气为用，确保了机体气血的和调有序，脏腑的平衡畅顺，乳汁产出不受失调影响，故可如意泌出，满足婴儿需要。

3. 与肾的关系

肾主生殖，为先天之本，是人体生命活动的起点和动力之源。肾的盛衰，决定着人体的盛衰，特别是肾主藏精，与现代医学的性腺机能极其相似。而乳房乃性腺组织之一，当然与肾的功能有关。乳房的发育好坏与肾的强盛也就密切关联。而充分的乳房发育，则是乳汁充盈的基础之一。故，生殖之精决定着乳汁的有无。因为生殖之精，决定着人一生的生殖功能和变化，乳汁生成当然与生殖之精有着密不可分的联系。

肾主骨生髓，说明肾与大脑的关系也相当密切，这一点有同于现代医学大脑皮层—丘脑—垂体—卵巢的性腺轴的关系原理。卵巢功能正常，泌乳素分泌好，乳汁就能得到确保。

二、乳汁生成与气血的关系

气和血是构成人体和维持生命活动的两大基本物质。气属阳，血属阴。血非气不行，气非血不载。气血存在于人体脏腑组织，而气血的功能又通过脏腑组织的机能活动反映出来。

1. 乳汁生成与气的关系

气是一种具有升发、气化、输布等作用的阳性物质，而乳汁属津液范畴，性质为阴，特点为静。那么，乳汁要得以运行而出，则需气的推动之力才能完成。否则，气机失调，气虚不运化、气滞不宣发……乳汁生成不足或不动，难免会产生缺乳、积乳之证。而婴儿因无乳可食，就难如期正常发育成长。显而易见，气和乳汁的关系是不可分割的。

2. 乳汁生成与血的关系

乳汁既然是津液之列，而津液和血又同属为阴系。乳汁要充盈为满，血液就得旺盛不虚。欲使血由赤变白，上化为乳，才能得以实现。可见乳汁与血的关系是多么的重要。所以,《胎产心法》一书云:"产妇冲任血旺,脾胃气化则乳足"。就说明了血旺、气化作用对乳汁会多而且浓的影响作用。相反,血虚,乳汁化生无源而缺乳;血热,热毒灼伤乳络而乳痈就会发生,临床理应注意避免才是。

三、乳汁生成与经络的关系

经络学说,是古人在与疾病作斗争的长期实践中发展起来的一门科学。因它内联脏腑,外络肢节,是人体运行气血,联络脏腑,沟通内外,贯穿上下的联络网。就乳房而言,其坐落的解剖位置、生理功能、病理变化以及临床用药,都与十二经中的足阳明胃经、足厥阴肝经、足少阴肾经、冲任二脉等密切相关。

(一) 与足阳明胃经的关系

1. 经络功能及循行

足阳明胃经是个多气多血之经,它的经脉直接贯穿乳房,对乳房及乳汁生成有营养供给作用。

它的具体循经路线为:起于鼻翼旁,挟鼻两边上行而交合于鼻根,再旁入目内眦,与足太阳膀胱经相交合。又向下沿鼻柱外侧,入齿中。再折返出,走口旁,环绕嘴唇,在下颌中承浆处左右相交后,一支分沿下颌骨后下缘、下颌角上行至耳前,再沿发际到额前。另一支,沿喉咙向下后行到大椎,折向前而行,入缺盆。又出,沿乳中线下行,走脐两旁,至腹股沟处再下行大腿前侧,至膝膑骨,沿下肢胫骨前缘下行到足背,入足第二趾外端。

另一分支,从足三里处下行到足中趾外侧端。再一分支,从足背上,冲阳穴出行于足大趾的内侧端交于足太阴脾经,如图3-2所示。

2. 重点穴位

膺窗:在胸骨第3肋间隙,距前正中线约4寸(1寸约为3厘米)。按摩此穴,对胸胁胀痛、乳痛患者有帮助。

乳中:乳头中央处,距前正中线约4寸。按摩此穴,能有效促进乳汁的分泌。

乳根:乳头直下与乳房下缘交界处,约在第5肋间隙内,距前正中线4寸。按摩此穴,对产后缺乳、乳痛等都有调理和治疗作用。

足三里：髌骨下4横指与胫骨外沿交界处。按摩此穴，有利于提升产妇的中气，促进乳汁的生成及运行。

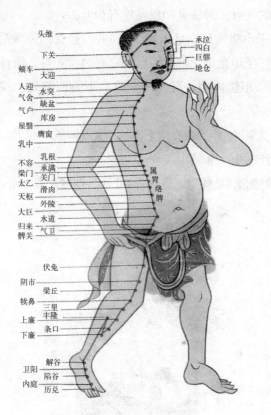

图3-2 足阳明胃经

（二）与足太阴脾经的关系

1. 经络功能及循行

中医讲脾有将水谷转化为精微物质的能力，脾经上膈经于乳房外侧，且有络脉与乳房关联，无可置疑地会知晓其能直接为乳房提供可供需要的物质资源。

它的具体循经路线为：起于足大趾内侧端，沿足内侧缘上行，经过内踝，再由小腿内侧中线上行，在与足厥阴肝经交出前，沿大腿内侧前缘上行进入腹部。继续上行，穿过膈肌，沿食道两旁，散于舌下。

一分支，再出膈肌便入心，交于手少阴心经，如图3-3所示。

2. 重点穴位

隐白：位于足大趾末节内侧，趾甲角旁开0.1寸的赤白交际处。按摩此穴，有健脾、统血、回阳、提神的作用。

公孙：位于足内侧缘，第1跖骨基底的前下方，赤白肉际处。按摩此穴，有通调脾胃各部的气血，对缺乳和积乳应有帮助。

三阴交：位于小腿内侧，足内踝尖上3寸，胫骨内侧缘后方。因足太阴、足少阴、足厥阴三经均会于此，故按摩此穴有健脾和胃，调补肝肾的作用。

阴陵泉：位于小腿内侧，胫骨内侧踝后下方凹陷处。按摩此穴，应有疏通、运行的作用。

血海：位于大腿内侧，膝盖骨上2寸，股内侧肌隆起处。按摩此穴，可调补气血，有利乳汁的生成和输出。

天溪：在胸外侧第4肋间隙，乳头外2寸处。按摩此穴，可调理乳少和乳痈。

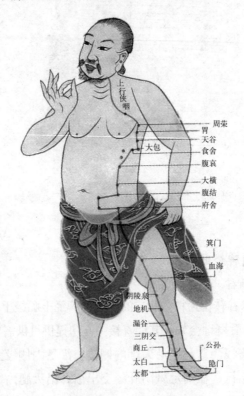

图3-3　足太阴脾经

（三）与足厥阴肝经的关系

1.经络功能及循行

足厥阴肝经，上贯于膈，布施两胁，络属乳头，对乳房气血及乳汁有直接的疏泄作用。

　　它的具体循经路线为：起于足大趾爪甲后丛毛处，上沿足背到内踝前，再向上沿胫骨内缘、过膝内侧、大腿内侧中线，进入阴毛中，绕生殖器，至小腹，于胃两旁，属肝，络胆。过膈肌，分布胸胁，再沿喉咙后进入鼻咽部，上行连目，出于额，上于头顶会于督脉。

　　一分支，从目出，下行于颊，环绕在口唇里。另一支，从肝出，过膈肌，在肺交于手太阴肺经，如图3-4所示。

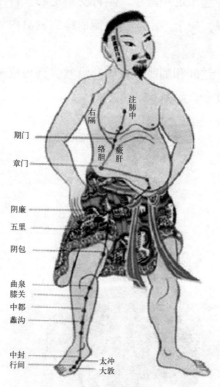

图3-4　足厥阴肝经

　　2. 重点穴位

　　曲泉：位于膝内侧部，屈膝时，当膝内侧横纹端上方凹陷处。有清理湿热、通调水液的作用，对积乳等有作用。

　　期门：在胸部，当乳头直下，第6肋间隙，前正中线旁开4寸。按摩此穴，对胸胁胀满疼痛等有帮助，可用于乳少、乳积、乳痛的调理。

　　章门：位于人体的侧腹部，当第11肋游离端的下方。此穴有疏肝理气，有主治胸胁痛、积乳的功效。

太冲：位于足背侧，第1、2跖骨结合部之前凹陷处。按摩此穴，可帮助乳少、乳痈的乳母。

（四）与足少阴肾经的关系

1. 经络功能及循行

肾藏精生髓，主生殖，其经络过膈入肺，对乳房这个生殖之器的影响同样会很重要。

它的循经路线为：起于足小趾下，斜行交于足心。再出行足舟骨粗隆下，沿足内踝后，进入足跟。向上，沿小腿内侧后缘到腘窝内侧，继续上行于股内侧后缘，入脊柱，属肾。

一分支，从肾出，过肝和膈肌，入肺。沿喉咙到舌根两旁。另一支，从肺中出，络心，交于心包经，如图3-5所示。

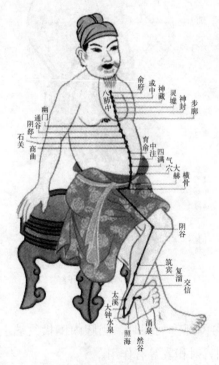

图3-5　足少阴肾经

2. 重点穴位

照海：位于足内踝尖下1寸，内踝下缘边际凹陷中。对神经衰弱等情绪问题调节较好。对积乳、缺乳有调理作用。

太溪：位于足内踝后缘的凹陷当中。按摩此穴，有激活肾经气血的作用。对缺乳有帮助。

神封：膻中穴旁开2寸，第4肋间处。按摩此穴，对乳腺炎的康复有好处。

灵墟：玉堂穴旁开2寸，第3肋间处。按摩此穴，同神封对乳腺炎的作用。

（五）与冲任二脉的关系

1. 经络功能及循行

冲、任二脉属奇经八脉之范畴，皆起于子宫，从下而上行走于胸前。其中，冲脉并于足阳明胃经和足少阴肾经之间，上行至胸，连于乳房；任脉则行于胸前两乳之间，并与足阳明胃经。二者，为一源两枝，虚则同虚，盛则同盛。因均与足少阴肾经有关，故，冲任强，同样也会使肾所主的生殖之乳腺功能强。又因和影响着气血旺盛的足阳明胃经等相邻，且中医界定冲脉有调节十二经脉的作用、任脉能统管人一身之阴经，故对冲脉有"血海"之称、任脉有"阴脉之海"一说。而乳汁属津液属阴，和血同源，显而易见与冲任关系密不可分。

二者的具体经络路线如图3-6、图3-7所示。

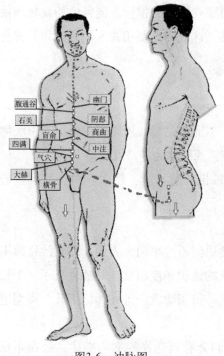

图3-6　冲脉图

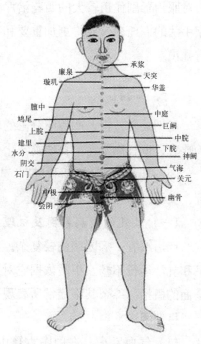

图3-7　任脉图

2.重点穴位

玉堂：位于胸部，当前正中线上，平第3肋间隙，在胸骨体中点，属任脉穴，有宽胸利气的作用。按摩此穴，对气郁之缺乳、积乳，应有作用。

膻中：两乳之间连线的中点位，平第4肋间。因此为人体宗气会聚之穴，使用不当会耗散气机而对人体身体健康不利。临症常建议轻取，或感掌握分寸不明时，可用后溪和少泽穴代替，同样可达到补气养血之功效。

附：中脘位于上腹部，脐中上4寸。按摩此穴，可利气宽胸，通络下乳。

少泽属于手太阳小肠经穴，位于手小拇指指甲外0.1寸处。

后溪同属手太阳小肠经穴，位于微握拳，第5指掌关节后尺侧的近侧掌横纹头赤白肉处。

第三节　中医对乳母常见乳房问题的认识及辨证要点

产后乳母乳房问题，常以缺乳、积乳、乳痈多见。由于此期的特殊性，家人对服用毒副作用较大的西药治疗可能对婴儿影响的担忧，使得中药及物理按摩手法的调理介入显得更加重要和有意义。这就更需要相关人员熟悉和掌握应有知识。

一、缺乳

所谓缺乳是指，产妇所分泌的乳汁，不能满足婴儿所需要的情况，中医称为缺乳，也有称无乳、乳难或乳汁不行等。西医称为"产乳障碍"。

同一产妇在产后不同时期，其泌乳量也有所不同。所以，对待缺乳应辨证、灵活、动态地去看待才对。

(一) 缺乳的发病原因及机理

产后缺乳，病因病机较复杂。其主要原因不外乎两大方面，即乳汁化源不足和乳汁运行不畅。中医依据它对其形成的认识角度出发，对缺乳有了一个较全面的概括。综合其临症常所表现的状况，可将缺乳一证归为以下几个类型进行了机理阐述。

(1) 气血亏虚。在中医古籍中，我们会看到这样的文字描述"经血不足者，故无乳汁也""若产后乳迟乳少者，由气血之不足而犹或无乳者，其中为冲任之虚弱无疑也"……不难看出乳汁的缺失与气血的关系。乳为液，与血同源；气，与血"同类异名"。血与精、津液等都赖于气的推动，方能运行输布。若素体虚弱或脾功不佳，气血生化无源，加之分娩不可避免带来的失血耗气，致使气血不旺更虚，缺乳就会因此而形成。

（2）肝郁气滞。哺乳期，若产妇受外界不良事物干预或情绪等因素影响，使得肝主条达、疏泄的功能失常，经脉受阻，气机难畅，乳汁无法如常泌出运行，即可无乳而生，出现病状。

（3）痰浊阻滞。《景岳全书·妇人归》曰："肥胖妇人痰气壅盛，乳汁不来"。阐明了以往肥胖痰湿内盛的产妇，加之因哺乳而重多食膏粱厚味，脾失健运，聚湿成痰，痰气阻滞乳脉、乳络，或"肥人气虚"，无力行乳，遂致缺乳出现。

（二）缺乳证的中医辨证要点

缺乳的机理既然已经明确，那么，医者或操作者临症处理时应如何去分辨是哪方面的问题呢？下面，我们就把几个常见分型的中医辨证要点作以简单介绍。

（1）气血亏虚。凡见乳母有面色无华、头晕神疲、倦怠乏力、语低懒言、纳少便溏、舌淡苔白、脉细或沉无力等，并伴见乳房柔软无涨感、乳汁稀少、甚或挤压见点滴而出等症状者，多属于气血亏虚型。

（2）肝郁气滞。凡见乳母有烦躁易怒、郁闷少言、胸闷叹息、两胁胀满、口苦咽干，或伴身热、舌红苔薄白或薄黄、脉弦或弦细、弦数等，并伴见乳房胀硬而痛、乳头痛而禁碰、乳汁少而难出等症状者，应归属于肝郁气滞型。

（3）痰浊阻滞型。凡见乳母肥胖身懒、呕恶痰盛、舌淡胖有齿痕、苔白或厚腻、脉沉缓或细滑等，并伴有乳房硕大或下垂、乳汁少或稠、挤压时疼痛感明显等症状者，则多属于痰湿阻滞型。

二、乳痈

乳痈一名，早见于晋代，古代医家对此早有认识和治疗的经验。它的发病表现形式，同于西医所讲的"急性乳腺炎"范畴。常发生于哺乳期妇女，以产后未满月的初产妇较为多见。也有产后数月，甚至1年以上而发生的。临床以乳房结块、红、肿、热、痛并伴有发热等全身症状出现，病急、传快，直接影响着母婴的健康。所以，临床上也是须高度重视预防和治疗的一种乳房疾病。

（一）乳痈的发病原因及机理

乳痈的形成，中医认为与外感风毒之邪或内伤肝胃等脏腑失调有关。临床常有三型划分认识。

（1）外感邪气。中医认为，产后妇女气虚多汗，露胸授乳时风邪侵犯；或由婴儿含乳而睡，口热吹乳，风毒热邪侵犯乳络等，使得乳汁被扰，好发乳痈。

（2）乳汁淤积。初乳妇女，乳头娇嫩易破损，乳窍伤及受阻，乳汁难出；或乳多喂养不当，残乳处理不尽；或产妇乳头凹陷，排乳困难；或断乳方法有错，宿奶余留等，均致乳络不畅，乳汁壅积，积久化热，热盛肉腐，肉腐成脓，发为乳痈。

（3）肝胃郁热。产后因哺乳需要，常多食膏粱厚味，易致脾胃失调，运化壅滞，湿热蕴结，若再遇情志失养，愤怒郁闷，气结于胸，失于条达，乳络累及受阻，郁热熏蒸，酿毒成脓，簇生乳痈。

（二）乳痈的中医辨证要点

在上因素的影响下，乳痈的形成会有轻、中、重不同的发病演变过程。临床一般以下三种病情程度辨证分型为多。

（1）郁滞期（初期）。乳母患乳疼痛或有肿块、乳汁分泌难出、皮肤或见潮红发热，并伴见全身发热寒战、心情郁闷或烦躁、食少口干口苦，舌淡红或红、苔薄白或薄黄，脉弦或弦数。

（2）成脓期（中期）。乳母患乳肿块明显、皮肤红肿剧痛拒按、肿块中央稍软应指，另常伴有发热憎寒、全身骨痛、口干思饮、尿赤便秘，舌红或绛、苔黄腻或黄燥，脉洪大或滑数。

（3）溃后期（后期）。乳房包块破溃后脓液流出顺畅，疼痛消失，发热已退，伤口新肉长成，舌淡红、苔薄白或薄黄，脉细；或肿块难消、脓液难出、身热仍存，舌红、苔黄或黄燥；或乳痈破溃处脓液稀薄、淋漓不尽、伤口愈合缓慢等，舌淡红或红、苔薄黄或黄燥，脉细或细数等。

第四节　产后乳房常见问题的中医调护

母乳是使婴儿健康成长的天然营养品和最理想的食物，它不仅有适合于婴儿生长发育的各种营养素，而且还有能让婴儿抵抗疾病的多种抗体和帮助其消化的各种酶物质等。但现实生活中却有不少乳母因乳房存在问题，而无法正常行施母乳喂养。如何帮助她们解除这种母婴之苦，祖国医学有着它丰富的理论和经验。

一、预防为主是关键

中医历来提倡疾病应重视预防，它的经典理念就是"治未病"，即预防为主，防病在先。认为懂得调理预防可发之病的医者为上工，即最好的医生。因产后喂养涉及母婴共同的健康问题，防治乳房疾病问题，就更为重要。常见的防范原则如下。

孕期就应做好乳头护理工作。产检时若发现有乳头凹陷者，程度轻的孕妇，就须叮嘱其每天定时热敷、轻柔外提乳头，尽可能早期给予一定的矫正处理；程度重者，通过人为矫正操作改观不了的，应建议孕妇在产后尽早回乳，以免乳汁难出淤积，造成积乳，进而发生乳痈等问题。

纠正孕期贫血，预防产后大出血，避免因血虚而致缺乳等问题的发生。

提倡早开奶、早接触、早吸吮，勤哺乳、多刺激、配按摩等方法，以促进乳汁分泌。并注意防止乳头皲裂，减少缺乳、积乳、乳痈等问题发生的可能。

加强产后营养，尤其是富含蛋白质、微量元素等食物及维生素含量较多的新鲜蔬菜、水果等，以充备乳汁之所需。

保持乐观情绪，注意心情舒畅，防止产后抑郁。

动、静适度，劳、逸结合，维护气血和调。

二、科学调护为重点

科学调护好乳母的饮食、生活、起居及乳房情况，是做好乳房疾病预防的重要一步。

（一）食疗法

常言"民以食为天"，乳母也一样。饮食的配伍得当，对乳汁的量、质，包括避免乳房乳积、乳痈的发生和康复都很关键。饮食选材时，一定要遵循中医的整体观念的思路，依据乳母的体质、嗜好、口味等状况以及季节、时令的冷热等不同，灵活掌握。

对于乳少、乳稀的，饮食要注意以流食为主，多餐为宜。可多食营养丰富的高蛋白、微量元素及维生素含量较多的饮食和有通利功效的蔬菜等，如酒酿、小米粥、鸡蛋挂面汤、猪蹄汤、羊肉汤、鲫鱼汤、动物肝脏、瘦肉、禽蛋、丝瓜、莴笋、茭白、豆腐等。具体食谱可参考第八章的哺乳期的饮食及催乳调理的相关内容。

对于已出现积乳，有可能导致乳腺发炎的，饮食要忌羊肉、狗肉、香菜、虾、辣椒、花椒、烟酒、咖啡茶等辛温、辛辣、发性食品，以免热助患处，酿蒸肉腐，促发乳痈。

（二）按摩法

按摩是我国劳动人民在长期与疾病作斗争中逐渐总结、认识和发展起来的一种中医外治方法。是以中医的脏腑、经络学说为理论基础，并结合西医的解剖位置和病理诊断，用手法作用于人体的体表特定部位，来调节机体生理、病理状况，以达到理疗目的。它起源于原始社会，《史记·扁鹊仓公列传》《黄帝内经》等古籍都有详细记载。

1. 按摩应注意的事项

（1）按摩前的准备工作有以下几项。按摩者要修剪指甲、去掉首饰及手表、洗净双手并保持其温暖；为乳母选择安排好温、湿度适宜的环境及适合按摩的时间，一般以早、晚两餐间较好；安抚好乳母情绪，待双方都处于放松状态下，再准备实施操作。

（2）按摩中要注意以下几项。要注意手法的合理选择，要因人、部位、病情等进行适宜操作。并保持手法的轻柔、圆润、深透、连贯、均匀、持久。这样，受施者才易于接受、配合，治疗效果才能得以实现。

（3）按摩后还应注意以下收尾工作。要及时帮助乳母穿戴好衣服，并叮嘱要注意的乳房护理事项，防止异常情况出现反复。

2. 按摩的方法

（1）循经按摩法。操作者可根据本章第二节所讲的几个经络，依据乳母的具体情况，选择好经络归属，并循经络走向，视乳母乳房异常情况的轻重及个人对按摩的耐受程度等，灵活进行近端或远端按摩。

（2）穴位按摩刺激。除循经按摩法外，也可针对乳母患病的临床情况不同，选用相应的局部穴位，进行穴位刺激按摩治疗法。此种按摩，建议：一要选对穴位；二要遵循中医的辨证原理，主穴、配穴相互配伍，效果才能俱佳。同时，还应当注意个别穴位的禁忌要求，以免一味强刺激求治者，而引起不测，适得其反。

具体操作手法和步骤详见第四章乳房按摩部分内容。

三、中医治疗更安全

哺乳期乳母问题的处理，一直是医务工作者、患者及家人敏感的话题。对于处置中会不会影响到乳汁质量，进而危害到婴儿的健康，是大家在遇到乳母缺乳、积乳、乳痈时最关心的。而中医的药食同家、绿色环保手法等处置的介入，给相关人员带来了欣喜和帮助，值得更多需求者了解并掌握。

（一）药膳治疗法

所谓药膳治疗是指，把某种单品或多种中药材，通过添加到食品的汤剂中等，来达到调理身体不适的一种方法。相对产后乳房、乳汁问题，常用的方法有以下几种。

（1）缺乳、积乳可采用以下调理手法。对于缺乳、积乳者，民间食品中常添加中药黄芪、党参、当归、枸杞、通草、王不留行等来予以改善的。其用量和使用时间，也要结合缺乳者的问题轻重程度、对药味的口感承受能力等来具体应用才较为妥当、实际。

（2）乳痈的中医治疗手法。对于乳痈患者，可用少量鱼腥草、穿心莲、野菊花等煎汤来协助治疗，尤其对早期发生病情的乳母，确有一定的预防、治疗作用。

（二）单、验方的应用

1. 缺乳适用验方

黄芪30克、党参30克、当归15克、漏芦15克、丝瓜络15克。水煎后当水喝，每日2~3次，可用于缺乳者。

熟地15克、羊乳30克、当归15克、通草15克、王不留行15克。水煎后当水喝，每日2~3次，可用于缺乳者。

芙蓉花叶30克、金银花根30克、柴胡10克、通草15克。水煎后当水喝，每日2~3次，可用于缺乳者。

2. 积乳的中医治疗手法

民间有用土豆片外敷郁结处后改观的。可让宝宝勤吸吮、毛巾热敷淤积处外，用少量的王不留行或穿山甲等煮水饮用，通行散结。

3. 乳痈推荐验方

全瓜蒌30~45克煮水，每日2~3次代茶饮，用于乳痈早期的调护。

决明子30~45克煮水，每日2~3次代茶饮，用于乳痈早期的协同治疗。

野菊花15克，蒲公英15克，路路通15克，牛蒡子15克，瓜蒌15克，水煎当水喝，每日2~3次，用于乳痈早期有结块的情况处理。

可用金黄如意膏外涂患乳病变部位，日数次，有控制炎症的效果。

有用新鲜的蒲公英或芦荟等做泥状，外敷患处来帮助改善炎症的状况。

4. 其他验方

对于哺乳1~2年的乳母或母婴身体出现状况，而无法母乳喂养的，应以回乳来解决乳母的乳汁问题，以免乳汁不能及时排除而淤积、发病。常用的方法如下。

炒麦芽60~120克，当茶水饮用，连续数天，有减少乳汁的作用。

芒硝适量外敷乳房，有回乳除胀的功效。

需要提醒的是，在接受回乳处理时，乳母应注意避免多食汤、水及有催乳、通乳作用的食品及药品等，防止其对回乳效果的影响。

（三）中药治疗

临症若出现乳母乳腺问题较难通过食疗、按摩、药膳、单验方等解决的情况，就应当尽早介入中医的药物调理治疗。以免病情耽误过久，给调、治带来难度，影响母乳喂养的正常实施，让婴儿健康受损，让乳母身体受苦。

一旦需要中药调理治疗，建议一定选择有此临床经验的专业中医大夫来处理。防止用药不当而引起母婴药物性伤害问题的发生等。具体治疗，医生会根据乳母患病的临症表现或反应情况，辨证处理，一般效果都会满意。

本章小结

产后乳母发生缺乳、积乳、乳痈等乳房问题，在现实生活中较为常见。本章从中医的角度阐述了乳房与气血、脏腑的关系以及乳母常见几个问题的认识与辨证分型要点及注意方面。介绍了与乳房关系较为密切的经络及重点处置穴位，提示了产后乳房常见疾病的治疗原则。使大家能认识到诸症的发生、纠正及正确预防方法是为根本与目的。

思考题

1. 中医基础理论知识包括哪些主要内容？和乳房关联较为密切的有哪些方面？

2. 何谓缺乳？缺乳一证的临床分型有哪些？如何区别？

3. 乳痈的发生机理及表现特点？如何预防？

4. 对于乳母乳房问题的调护方法都有哪些？

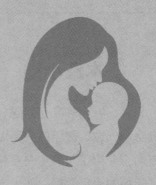

第四章

乳房的日常保健及孕产期管理

学习目的

- 了解乳房健康的现状及重要性
- 了解乳房各期的生理特点变化和呵护原则
- 哺乳期乳房常见的问题及管理办法
- 了解乳房自查和定期检查的意义和重要性
- 掌握乳房自查的时间、内容和方法

　　乳房是女性体态的标志，又肩负着哺喂下一代的任务，所以备受妇女的娇宠。但是，世界卫生组织（WHO）全球女性乳腺疾病的调查数据显示：我国约有50%以上的妇女患有不同程度的乳腺疾病，这就给我们提出了一个严肃的课题：必须对乳房进行保健和护理。

第一节　乳房发育各阶段的呵护原则

　　生活节奏的不断加快，许多女性每天忙忙碌碌，几乎顾不上注意自己的保健，也更是忽略了乳房的保健。女性乳房一生都需要呵护，而且在每个时期都有其显著的特点和呵护重点。

一、婴幼儿期

　　这一时期的发育特点是：整个婴幼儿期乳房都处于静止状态。但出生1周左右，有60%的初生儿乳头下面出现蚕豆大小的硬结，双侧乳腺肿大，有时乳头甚至有少量类似乳汁的分泌物溢出，这就是受母体雌激素的影响。出生2～3周以后会自行消失。

　　婴幼儿时期乳房的护理原则是：以前有人认为女婴出生3天内要挤乳头，不然容易乳头内陷，这是错误观点。揉挤乳头容易引起红肿感染，一定别挤、别揉、听之任之。大约3周以后，婴儿自己调整好体内平衡，乳房自然恢复正常并进入静止状态。

二、青春期

　　进入青春前期，从9～10岁开始，即月经来潮前的1～2年乳房因卵巢分泌激素的刺激，出现乳核，并慢慢增大。月经来潮后生长较快，到16～18岁时基本成型。

　　乳腺的生长发育受垂体、肾上腺、卵巢、甲状腺、胰腺等多种器官分泌激素的影响和调控。乳房的形状、大小与人种、地域、遗传等有关系。

　　青春期的乳房呵护原则是抓住时机，协助发育。

（一）营养

青春发育期是长身体和性器官发育的时期，也是乳房增大、乳腺发育的重要时期。全面均衡丰富的饮食营养是不可少的，个子的矮小瘦弱都会影响乳房的增大。因此，要注意身高、体重的增长和比例，均衡的营养是不可缺的。平时要少吃高脂肪、高蛋白、低纤维的食物，多吃蔬菜水果，适当吃些粗粮谷物，少食辛辣刺激性食物，不饮酒更不要吸烟。

（二）锻炼

为了长身体，适当的锻炼是不可少的，尤其上肢、胸大肌的锻炼对乳房的增大起着重要作用，上肢的锻炼，如游泳、拍球、羽毛球、乒乓球、俯卧撑等都是锻炼胸肌的运动。胸大肌强健乳房的纤维组织（肌肉）强健，乳房的形状自然挺拔和丰满。

（三）佩戴合适的胸罩

在青春发育期乳房的发育使有些少女产生害羞心理，故意含胸和过深地束胸，这都是不可取的。含胸会造成脊柱弯曲，束胸限制胸廓和肺的发育，也会造成乳腺的发育不良或乳头内陷，甚至引起乳腺增生造成疼痛。

在乳房发育时期，可佩戴带托的、宽松合适的胸罩，这样既美观又不影响乳房发育，胸罩使乳房更丰满防止乳房松弛下垂。胸罩应勤洗换，保持干净。随着发育的大小注意更换合适舒服的胸罩，这样有助于胸廓和乳房的发育。

（四）乳头内陷和矫正

在青春发育期，发现乳头发育不良者，即乳头过小或乳头内陷、乳头扁平（图4-1），就可及时干预。若超过15～16岁未来月经或月经不调，可能雌激素水平过低或不稳定，可调整月经周期。若月经周期规律，可有意识每天睡觉时牵拉乳头，使乳头隆起，伸长恢复到正常形态，但不要挤捏，如果痛痒或有分泌物应及时清洗，避免引起感染。

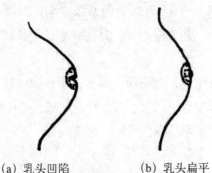

(a) 乳头凹陷　　　　(b) 乳头扁平

图4-1　乳头内陷和扁平

三、育龄期

育龄期是指进入生育期的妇女。育龄妇女的年龄是15~49岁，可以包括成年未孕、妊娠和分娩后哺乳期的妇女。

（一）成年未孕期

这个阶段，乳房受月经周期的影响。月经前7~10天，受体内雌激素影响乳腺小叶肿胀，导管扩张，乳房胀痛，直到月经来潮雌激素水平下降，乳房逐渐复原，至月经后3~7天乳房变软恢复正常。

成年未孕期的乳房呵护原则包括以下几个方面。

1. 饮食

月经前一周内，避免辛辣刺激，尽量吃清淡高纤维食物如水果蔬菜、粗粮，以免激素过于活跃，加剧经期乳房胀痛。

2. 情绪

平时保持情绪稳定，开朗乐观的生活态度以及对人对事要有包容心、开朗大度、避免生气、吵架，情绪的波动如大喜大悲会引起内分泌失调。而激素水平的波动，易引起乳腺增生，乳房的疼痛或更严重的后果。

3. 做好计划生育

避免非意愿妊娠，因为人工终止妊娠会对乳房造成很大的影响。怀孕后雌孕激素、泌乳素大量分泌，使乳房、乳腺、乳腺导管迅速增殖和生长，可是突然终止妊娠，使这些激素水平骤降，造成乳腺和乳腺导管的发育突然停止或不平衡的发育，而出现乳房的肿胀和疼痛，引起乳腺增生。

4. 健康的美乳

爱美之心，人皆有之，更何况丰满挺拔的乳房体现着女性的曲线美。因此很多女性嫌自己的乳房小，平胸而寻求增大乳房的方法，有些人到一些不正规的美容院进行丰胸，涂抹一些丰乳的激素，这是不可取的。因为激素是不可以乱用的，在用之前先要做一些检查和咨询，有无肿瘤家族史，有的是不可以用的，有的是要慎用的。而不规范的注射丰胸更不可取，注射的药物是否过关，是否对人体有害，不想用了如何取出来，这都是有待提高和有争论的问题，因此一定要慎重。

5. 矫正乳头内陷

在未孕之前矫正乳头凹陷是最好的时机。此时乳房已经发育成熟可用十字操的方法矫正。具体方法：用两手的拇指或食指分别放在乳头两侧：即左、右、上、下向两边将，乳头即会勃起，然后牵拉揉捏乳头，使乳头的皮肤柔韧、肌肉松弛，每天可在睡前和起床时做两次，每次5～10分钟，经过一段时间的坚持，乳头内陷即会被矫正（图4-2、图4-3）。

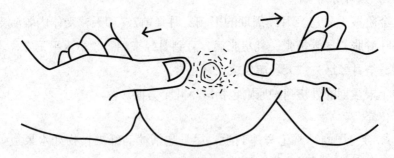

图4-2　乳头内陷的矫正

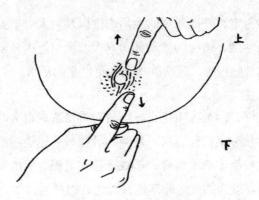

图4-3　乳头内陷的矫正

（二）妊娠期

妊娠时，怀孕30几天时就开始有反应，即有感觉。乳腺小叶受体内雌孕激素的影响开始增大，乳腺导管开始增殖组织充血，可感觉到乳房发胀和疼痛。妊娠期乳腺发育程度是决定乳汁分泌多少的重要因素之一。

妊娠期乳房的呵护原则包括以下几个方面。

1. 选戴合适胸罩

妊娠期乳房发育迅速，会引起胀疼。可以选择宽松的胸罩顺应乳房的发育，以减轻胀痛。

2. 清洗乳头、乳晕

经常清洗乳头和乳晕，以增加角质层的厚度而增加韧性。可用清水和生理盐水清洗。避免用肥皂水和酒精，这样会损坏孟氏腺分泌的油脂保护层，使皮肤干燥，婴儿吸吮时容易破裂、疼痛或引发感染。

3. 按摩乳房

孕期乳房按摩，一般在怀孕满33周以后可以开始进行，方法是用手托住乳房，自乳房底部开始向乳头方向按摩，同时揉捏乳头以增加韧性。如按摩时子宫敏感或引起宫缩则需停止按摩。

（三）哺乳期

在哺乳期，产妇分娩后雌孕激素迅速下降而催乳素迅速上升，产后2～3天内，在催乳素的作用下，各乳腺小叶和腺泡增殖肥大分泌活动增加，交替分泌乳汁，乳房迅速胀大而坚实。随着规律哺乳的建立，乳房会规律地充盈、排空，再充盈、再排空。

为了促进下奶，分娩后在30分钟内即让新生儿吸吮乳头，即使没有初乳泌出也要皮肤接触，刺激产妇神经，形成条件反射，这样可以通过早接触、早吸吮，达到早出奶的目的。

1. 按需哺乳

不定时地哺喂婴儿。即婴儿何时想吃就何时哺喂，让乳房及时排空及时充盈。

2. 保持乳头清洁

哺乳前用温水清洗乳头，喂奶后挤出一滴乳汁涂抹到乳头上，乳汁中的油脂可保护乳头，减轻乳头的疼痛。

3. 正确的含接姿势

正确的含接姿势可避免乳头皲裂。发生皲裂主要是婴儿吸奶时含接姿势不正确造成的。婴儿不能只含住乳头，而是要把乳头和大部分乳晕含住。上边露的乳晕多，下边露的乳晕少，婴儿口像鱼唇包住乳头有节奏的吸吮，就会听到"咕咚咕咚"的咽奶声。如出现乳头皲裂也要坚持母乳喂养，可以先喂健侧，这时婴儿的吸吮力强，等吃到半饱的时候再换患侧，此时婴儿的吸吮力减弱，疼痛减轻。吃完奶后，挤出一滴奶汁涂抹在乳头上，以利用乳汁中含有的脂肪，对乳头起到保护作用。

如果乳房红肿，有感染的情况，就不要再让婴儿吸吮，可以吸出乳汁扔掉。或者是婴儿有口腔感染的时候，如婴儿患有鹅口疮时，不让婴儿再吸吮乳头，以防婴儿口腔里的真菌上行感染母亲的乳房，引起乳腺炎。

4. 乳房肿胀或乳汁淤积的护理

首先应排除患乳腺炎的可能。如为单纯的乳汁淤积涨奶，第一步，可先用毛巾热敷乳房（用50℃左右的热水）3～5分钟使乳腺导管扩张（如果乳房红肿不能热敷）。

第二步，再用手的大鱼际或小鱼际按顺时针方向按揉乳房3～5分钟，哪里有包块或者哪个部位肿胀得厉害，可以在哪个部位多按摩一会。一般肿胀多在乳房的内上象限和外上象限，如图4-4所示的内、外上象限，即可在此部位多按摩一会。

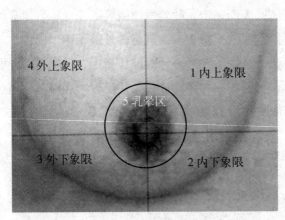

图4-4　乳房自查顺序（以右侧乳房为例）

第三步，可用四指绕乳房顺时针轻轻拍打3～5分钟，使乳房肿胀的局部变得柔软。

第四步，用食指和拇指分别放在乳头两侧并挤压乳晕部分（图4-5、图4-6），这样把乳头乳晕四周挤压一圈，乳汁即会顺利排出，乳汁挤出后乳房肿胀将得到缓解。具体操作手法详见第五章。

5. 断乳时间

至少纯母乳喂养6个月后，在添加辅食的基础上坚持至24个月。延长母乳喂养时间可减少乳腺增生和乳腺肿瘤的发生，因此可视自己的条件坚持喂到自然断乳。

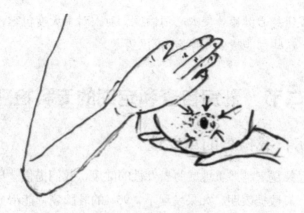

图4-5　乳房按摩

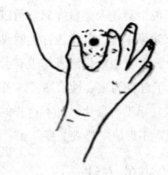

图4-6　排乳

四、中老年期

进入中年以后，由于卵巢分泌的激素开始减少，乳房缺乏雌激素的刺激和支持逐渐萎缩，腺体逐渐被脂肪组织代替，乳房体积变小，而失去了弹性即使增大也是脂肪在增加也会变得下垂松弛。随着年龄的增加到50岁以后，乳房疾病发生率增高，也是乳腺疾病的高发年龄，应该定期做专业检查。

进入中老年期后，要养成定期对乳房进行自我检查的习惯。对突然出现的异常感觉、乳房体积、形态、皮肤的改变及乳头溢液等情况，要及时就诊。

平时保持乐观的生活态度和健康的生活方式，注意平时的体育锻炼，退休以后时间宽裕了，可以参加一些集体活动，广场舞、健身操、快走、慢走等都是很好的体育项目。也可以参加绘画、唱歌、老年大学的其他活动，这些健康的文体活动能促进身心健康，使人心情愉悦。对人对事大度包容，尽量避免情绪大幅度波动，这些都能减少乳腺疾病的发生。

第二节　乳房自查和定期的专科检查

一、乳房自我检查的重要性

乳腺疾病已经越来越严重地威胁着女性的健康，我们提倡"早发现、早诊断、早治疗"。有数据表明，如果发现早，95%的乳腺癌都能治愈。因此必须重视乳房的自我检查。乳腺自检是防治乳腺癌的有效手段之一。

乳腺癌的发病现已成为妇女恶性肿瘤的第一位。乳房属于女性身体最脆弱的部位，乳腺恶性肿瘤早期极少会让人感觉疼痛，所以很少有人主动就医。一旦就医往往已到晚期，治疗效果不佳。有报道称乳腺癌的发现很大一部分人是在洗澡时发现乳房上的肿块或无意中触摸到乳房上有肿块而去就诊的。这种发现占60%~70%，这就说明了自查的重要性。通常，首先唯一感觉到的是一个小肿块，看起来生长缓慢或几乎没有变化。如有这样的发现，应该看医生并要求进一步检查，切勿对其置之不理以"静观其变"。

二、乳房的自我检查的方法

（一）自查对象

美国健康协会提倡妇女从20岁开始每月进行乳腺自查，每年到医院常规检查一次。

40~50岁年龄段乳腺疾病的发病率高于其他年龄段。其中，40岁未生育、月经初潮早、闭经晚于50岁、已婚未育未哺乳者、30岁以上初婚者、有乳腺炎及增生史或乳腺多次接受放射线照射以及肥胖者属于重点排查对象。

（二）乳房检查的最佳时间

乳房检查的最佳时间通常是月经来潮后第9~11天，一般是月经干净后3~7天，绝经期妇女可选择每月的固定日期进行检查，每月自己检查一次。

（三）自查内容及方法

1. 手法

将食指、中指、无名指三指并拢，置于乳房上。按图4-4所示顺序用指腹触摸，禁单用指尖触摸。

2.顺序

按乳房五个区域，即（1）内上象限、（2）内下象限、（3）外下象限、（4）外上象限、（5）乳晕区顺序触摸。由（1）～（5）顺序触摸如图4-4所示。

3.姿势

检查的姿势有站立式和平卧式两种。

（1）站立式：多在洗澡淋浴前后面对镜子站立，脱掉上衣，双臂下垂或双手抱头，也可双手叉腰自查（图4-7）。

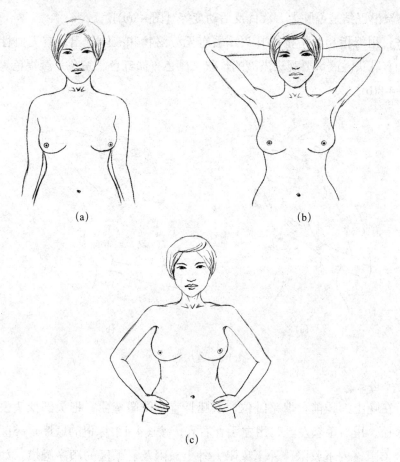

(a)　　　　　　　　(b)

(c)

图4-7　检查乳房外观

看：看两侧乳房是否对称，乳房的形状、轮廓有无变化；乳头是否在同一平面上，有无抬高、凹陷，有无异常分泌物自乳头溢出；皮肤是否有橘皮样改变、"酒窝征"、色素沉着、静脉曲张。乳晕的颜色有无改变；有无糜烂。然后将双臂高举过头，观察两侧乳房的形状、轮廓有无变化，乳头是否在同一平面上，有无抬高、凹陷、有无异常分泌物自乳头溢出、乳晕的颜色有无改变；最后双手叉腰两肘向后翻，使胸部肌肉绷紧，再次观察两侧乳房是否等高、对称，乳头、乳晕和皮肤有无变化，有无异常。

摸：按乳房划分的5个区域，并用上边讲的手法按1~5的顺序触摸乳房，不得漏掉某一部分。摸乳房是否有包块，如有包块，就要用手指反复触摸来确定包块的位置、大小、数目、质地、形状、界限、活动度及有无压痛等。然后触摸腋窝淋巴结是否肿大，数目及活动度等〔图4-8(a)〕。

挤：用拇指和食指挤捏乳头，看有无分泌物和液体流出，有无血性液体等。如有乳头溢液，要观察溢液的性状、颜色（淡红色、黄色、深褐色等）及量〔图4-8(b)〕。

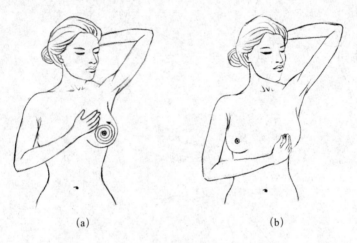

(a)   (b)

图4-8　乳房触诊

2.平卧式

可在晚上入睡前，取平卧位，双腿伸直或微微弯曲，把头部枕头去掉使胸部放松。用右手查左乳，用左手查右乳，按图4-4中标记的顺序1~5区域，即内上象限、内下象限、外下象限、外上象限及乳晕区的顺序触摸。如摸到包块即要仔细辨别。这时可把并拢的手指分开，把包块卡在两手指之间，反复活动手指来确定包块的大小、界限是否清楚、活动度以及包块的质地。按压是否疼痛（图4-9）。

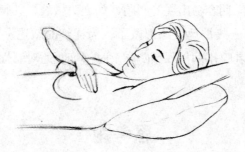

图4-9　乳房触诊

乳房按上述顺序摸完以后，可顺势触摸腋下。如有副乳也要用相同手法触摸副乳有无包块，也要分辨清包块的大小、界限、质地等。因副乳部位的增生和乳腺癌也不少见，不得遗漏。并要触摸腋下和锁骨上窝的淋巴结，有无肿大、数目、活动及疼痛。

乳房按区域和顺序按摸完一遍以后，为防遗漏，可再按摸1～2遍，以确诊无遗漏。

最后，用拇指和食指挤捏乳头，看有无分泌物和液体流出，观察分泌物的颜色有无血性等。

三、定期的专科检查

自查出的问题如包块、疼痛、乳头溢液、皮肤的改变等，要及时到乳腺专科就诊。即使没有发现问题，育龄期后也要坚持每年到乳腺专科检查一次，以便及时发现乳腺问题。

乳房检查除了触摸检查法以外，有问题或可疑还需借助医疗进一步检查，方法有：乳透、B超、红外线、钼靶摄像、组织穿刺活检等。

钼靶摄像是当前无创伤检查乳腺癌的金标准之一，对于性质待定而高度可疑癌肿的乳房肿块，活组织检查具有重要的鉴别诊断意义。

本章小结

加强对乳腺健康的保护和管理对妇女的一生有着不可估量的意义。本章根据女性各阶段乳房的发育特点提出了保健要求及护理原则，强调了孕产期对乳房的管理。尤其是此期容易出现的问题，如乳头皲裂，乳腺肿胀出现的原因、矫正的方法，还有一些护理手法都做了较为详细的叙述。掌握乳房自查的方法，不仅能对妇女乳腺疾病加强预防和及时治疗，还对女性的身心健康、家庭幸福有着很大的影响。

思考题

1. 青春发育期乳房的护理原则是什么?

2. 妊娠期如何护理乳房?

3. 简述哺乳期乳房肿胀如何处理?

4. 矫正乳头内陷的手法?

5. 为什么会出现乳头皲裂?

6. 乳头皲裂还能否继续母乳喂养? 此时如何指导?

7. 乳房自查的时间要求及方法和内容是什么?

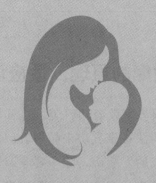

第五章

各种乳房按摩

学习目的

- 牢记乳房按摩的原理及适应证
- 掌握乳房按摩的各种手法
- 学会缺乳及乳汁淤积的按摩

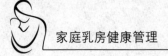

第一节 乳房按摩的原理、适应证及注意事项

近年来，全国各地有很多家政公司、美容院开展了乳房按摩的业务，手法各异。要想真正通过手法按摩乳房来缓解乳腺增生，促进乳汁分泌，解决乳汁淤积，降低乳腺炎的发病率，除了要学习乳房的生理解剖，知道泌乳的机理，还必须懂得乳房按摩的原理，严格掌握乳房按摩的适应证及注意事项。

一、原理

乳房按摩主要是通过舒筋通络，活血理气，促进血液循环。使乳房局部毛细血管扩张，增加血管通透性，加快血流速度，以促进乳汁分泌，缓解哺乳期乳汁不足。

通过按摩乳房，疏肝健脾，活血化瘀，通经行气，调节人体脏腑功能，疏通乳腺导管，以减轻乳汁淤积、乳房胀痛，利于乳汁排出，降低乳腺炎的发病率。

二、适应证

适应证主要包括：①产妇身体健康，乳房结构正常，但产后无法产乳；②产后无奶或乳汁较少的产妇；③急性乳腺炎早期，乳汁淤积的产妇。

三、注意事项

注意事项包括：①按摩者要先洗净双手，并用温水清洗患妇乳房；②查看患者一般情况，乳房皮肤无破损；③患者乳房和按摩者的双手应涂抹润肤露或甘油，防止按摩时损伤皮肤；④按摩的手法要准确，不可过重，否则会使乳腺组织水肿，造成乳管堵塞加重，严重时可引起乳腺炎。

第二节 乳房按摩的常用手法

按摩的手法有多种，但乳房的按摩常采用点、按、揉、掐、捏拿等基本手法。实际应用中是需多种手法相互配合使用的。

　　按摩时一般是用双手从乳房的外周向中心区慢慢地推揉。如果乳房上有硬块，就应该从正常的部位开始，边揉边移向硬块部位，然后轻揉硬块直到整个乳房变得柔软。

一、揉压法

　　以手掌的小鱼际或大鱼际着力于患部，在红肿胀痛处施以轻柔手法，如图5-1所示。在有肿块的位置反复揉按数次，直至肿块揉软为止。

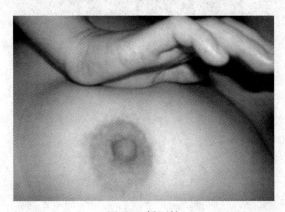

图5-1　揉压法

二、指按法

　　用手指的指端垂直向下按压。指按法适用于全身各部腧穴（图5-2）。

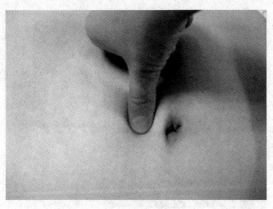

图5-2　指压法

三、振荡法

双手张开虎口，紧贴乳房皮肤。或用一手托住乳房，以另一手小鱼际或手指着力，两手交替从乳房边缘处向乳晕方向作快速振荡推赶动作，如图5-3所示。

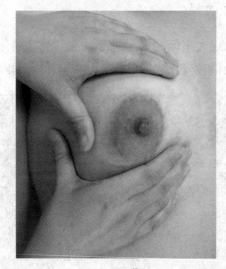

图5-3　振荡法

四、掐法

用指甲或指端用力压穴位的手法，如图5-4所示。常用于人中、少泽或十宣等肢端感觉较敏感的穴位。

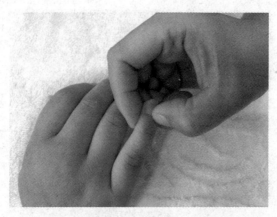

图5-4　指掐法

五、捏拿法

用拇指与食指、中指、无名指对称用力，捏拿一定的部位或穴位，一捏一松，如图5-5所示。

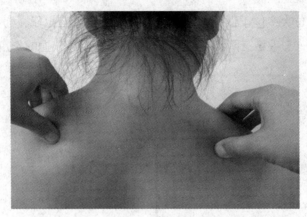

图5-5 捏拿法

第三节 产后缺乳的按摩

产后缺乳的原因很多，但一般有两种类型。即气血亏虚型和肝郁气滞型。按摩前应询问产妇的分娩经过及产时、产后的出血量。了解产妇产后的营养状况及情绪。根据获取的第一手资料，再查看产妇的面色及乳房情况，就不难判断其缺乳的类型，以便更好地对症按摩。

一、缺乳的分型

产妇分娩3～4天后，无乳汁分泌或分泌不足，称产后缺乳。产后缺乳可分为气血亏虚型和肝郁气滞型两种。

1. 气血亏虚型缺乳

多因产妇平时体质虚弱，或分娩时出血过多，导致气血亏虚，产后乳汁不下。这类产妇主要表现为，精神疲惫、面色㿠白、懒言少语、心悸气短、头晕耳鸣、腰膝酸软、乳房柔软不胀。

2. 肝郁气滞型缺乳

多因产后体内激素的变化，或家庭环境等因素引起产妇的情绪发生变化所致。这类产妇主要表现为，凡事提不起兴趣，常叹息，情绪抑郁或易暴怒，纳少失眠，胸肋胀闷，乳房胀硬而无乳汁分泌或分泌量很少。

二、按摩常用的穴位

常用的穴位大多位于任脉上，如图5-6所示。任脉有担任、妊养之意。循行于胸腹正中线，与手足三阴经交会。具有总任一身阴经气血的作用（图5-6）。

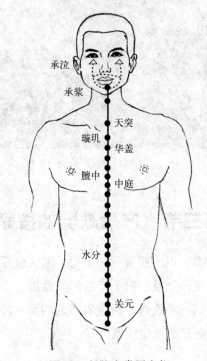

图5-6 任脉上常用穴位

天突：位于颈部前正中线，胸骨上窝中央，属任脉。作用：通利肺气，主治咽喉疾病，使之爽利通畅。

膻中：位于胸部前正中线上，平第3肋，两乳头之间，属任脉。是足太阴、足少阴、手太阳、手少阳经脉相汇之处。作用：能疏通全身之气，主治胸腹部疼痛、心悸、咳喘、缺乳症、乳腺炎。

中庭：位于胸部前正中线上，平第5肋间，属任脉。作用：宽胸理气，降逆止呕。

水分：位于上腹部前正中线上，脐上1寸，属任脉。作用：理气止痛，通调水道。

关元：位于下腹部正中线上，脐下3寸，属任脉。作用：补肾固本，理气和血。用于男子藏精，女子蓄血。

鸠尾：位于胸骨剑突结合部，属任脉。作用：消除疲劳和缓解焦躁情绪，平静心态使睡眠安宁。

膺窗：位于胸部第3肋间隙距正中线4寸，属足阳明胃经。作用：具有止咳、消肿、清热、通乳、缓解乳房的疼痛。配少泽、足三里可改善乳汁分泌不足。

天池：位于胸部第4肋间，乳头外1寸，距前中线5寸。属手厥阴心包经。作用：通乳化瘀，清热除烦。主治胸闷咳嗽、痰多气喘、胸肋胀痛，改善乳腺增生、乳腺炎、乳房松弛、外扩的现象。

神封：位于胸部第4肋间，距前中线2寸。属足少阴肾经。作用：降浊升清。主治咳嗽气喘、胸肋支满、厌食呕吐、乳痈。

乳根：位于胸部第5肋间，距前正中线4寸。属足阳明胃经。作用：可燥化脾湿，对胸下满闷、食不下咽、胸痛、乳痛有缓解作用。配少泽、膻中治疗乳痛。配少泽、足三里治疗乳少（图5-7）。

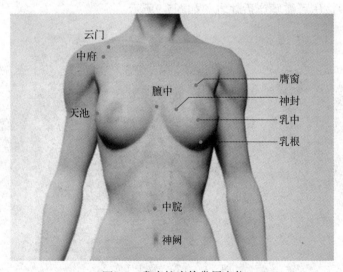

图5-7 乳房按摩的常用穴位

劳宫（图5-8）：在手掌心，约第2、3掌骨之间偏于第3掌骨，当握拳屈指时中指指尖处。属手厥阴心包经。作用：具有清心火，泄肝火，安心神的作用。用于治疗失眠、神经衰弱。

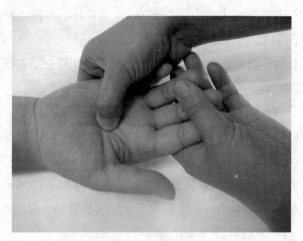

图5-8　劳宫穴

合谷：位于手背第2掌骨中段处，属于阳明大肠经。有镇静止痛、通活络、解表泄热的作用。

少泽：位于小拇指指甲外缘0.1寸处。属手太阳小肠经。作用：可泻肝木之郁。治疗乳腺炎、乳汁分泌不足、神经性头痛、中风昏迷、精神分裂。配合肩井、膻中按压可缓解产后缺乳，如图5-9所示。

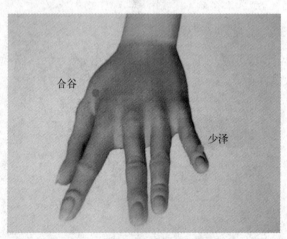

图5-9　合谷穴及少泽穴

足三里：位于外膝眼下3寸，属足阳明胃经。作用：具有调理脾胃，补中益气，通经活络，扶正祛邪之功能（图5-10）。

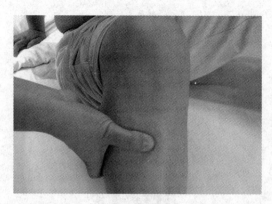

图5-10　足三里穴

背部还有一些重要穴位（图5-11）。

肩井：位于大椎与肩峰端连线的中点。属足少阳胆经。作用：祛风清热，活络消肿。治疗乳痈、乳汁不下、乳腺炎及肩颈部软组织疾患。

肝俞：位于第9胸椎下旁开1.5寸。

脾俞：在第11胸椎下旁开1.5寸。

肾俞：第2腰椎棘突下旁开1.5寸。

注：背部俞穴是五脏六腑之精气注入体表的部位，有调节脏腑功能，振奋人体正气之要穴，属膀胱经。

太冲：位于第1、2足趾间隙的后方凹陷处。属足厥阴肝经。作用：疏解肝气，燥湿生风。调控肝经总体气血，治疗乳痈（图5-12）。

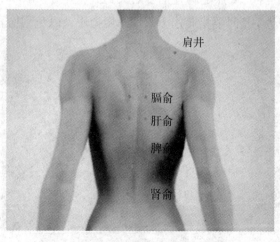

图5-11　背部的常用俞穴

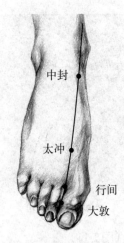

图5-12　太冲穴及行间穴

三、按摩手法

根据缺乳的不同类型，可选择不同穴位与不同的手法，以达到活血通络，疏肝理气，改善乳房的血液循环，促进乳汁分泌。

（一）气血亏虚型按摩

解决此型缺乳可对膻中、中庭、膺窗、乳根、神封、天池等主穴，天突、少泽、劳宫、足三里等配穴进行按摩。按摩时力度要循序渐进。

（1）以一手食指指腹，自锁骨下缘开始，从左到右，自上而下地作梳理，反复进行，共2分钟。重点是胸骨正中的天突到膻中，如图5-13所示。力量要求由轻到重，滑动手指时要指腹用力，切忌用指甲，以免划伤乳房皮肤。

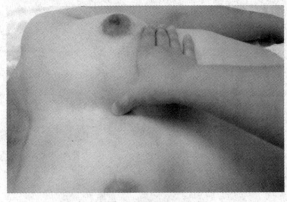

图5-13　按压膻中穴

（2）两手掌重叠，放在中庭穴，沿顺时针和逆时针方向按揉2分钟，以有酸胀感为宜，如图5-14所示。

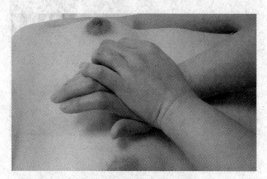

图5-14　按摩中庭穴

（3）按揉膺窗、乳根、神封、天池各1分钟（均采用卧位），如图5-15至图5-18所示。

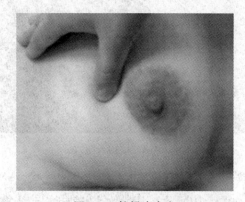

图5-15　按揉膺窗穴

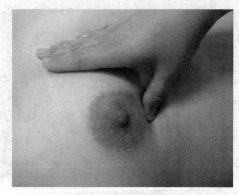

图5-16　按揉乳根穴

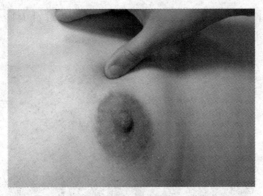

图5-17　按揉神封穴

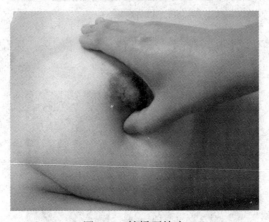

图5-18　按揉天池穴

（4）以拇指、食指、中指和无名指，像婴儿吸吮状，轻轻捏拿乳头，并轻抖按摩，共2分钟，如图5-19所示。以刺激乳头勃起引起泌乳反射。

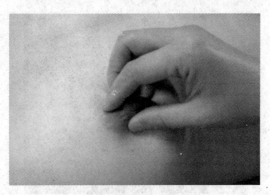

图5-19　捏拿乳头

（5）双手张开虎口，紧贴乳房皮肤，或用一手托住乳房，以另一手的小鱼际或手指着力，双手交替从乳房边缘向乳晕方向作快速振荡推赶，手法可参考图5-3。从各个方向做3～5遍，至乳房有微热感。以相同手法做对侧。

（6）用左手托扶被按摩者的手，用右手拇指指尖掐压少泽。每掐3秒，放松2秒，共5～10次，手法可参考图5-4。

（7）一只手握住被按摩者的手，用另一只手的拇指交替顺时针、逆时针地揉、按劳宫2分钟，手法可参考图5-8。

（8）按揉足三里2分钟，以有酸胀感为宜，可参考图5-10。

以相似手法按摩对侧乳房。

具体操作手法可扫描二维码详细了解。

（二）肝郁气滞型按摩

肝郁气滞型缺乳的按摩治疗，前五节手法与气血亏虚型缺乳按摩的手法相同（1～5节见图5-13至图5-18所示），另加以下四节手法。

（1）一只手掌放于腹部，以沿顺时针和逆时针方向按揉2～3圈，然后用拇指按揉水分，如图5-20所示。重复以上动作，共2分钟。

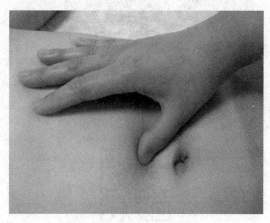

图5-20　按揉水分穴

（2）被按摩者肌肉放松，取坐位，捏拿肩井10～20次，如图5-5所示。

（3）取坐位，用双手手掌从后背肝俞开始，分别向左右胸肋部推至乳房前方，共2分钟，如图5-21所示。以被按摩者感到局部微热舒适为宜。

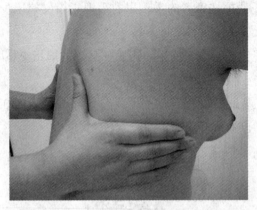

图5-21　推肝俞穴

（4）用拇指按压太冲每按6秒，放松2秒，共2分钟，有酸胀感为宜，如图5-22所示。

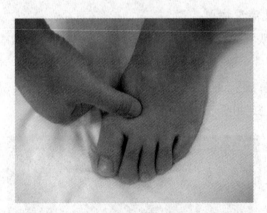

图5-22　按压太冲穴

具体操作手法可扫描二维码详细了解。

第四节　乳汁淤积的排乳按摩

乳汁淤积在哺乳期很常见，一般通过按摩乳房，疏通乳管都能缓解因乳汁淤积引起的乳房胀痛。为了安全顺利解除乳汁淤积，排乳按摩前的准备和注意事项是不可忽视的。

一、排乳前准备

（1）乳房健康管理师先清洁双手，请产妇取坐位或仰卧位。

（2）查看乳头有无皲裂、白泡。如乳头有白泡，可用碘伏消毒后，用无菌针头刺挑，以打开乳汁出口。

（3）触摸乳房了解积乳的位置，结节的大小，有无波动感。

（4）检查腋下有无副乳，淋巴结有无肿大，然后热敷双乳。

二、排乳的注意事项。

（1）如为生理性胀奶（即产后2～4天），以按摩疏通乳管为主。

（2）在乳腺急性炎症期，不可过度按压红肿的硬块，应以消炎治疗为主。

（3）遇乳房肿块有波动感时，提示脓肿形成，禁止挤压肿块，以防炎症扩散。

（4）对乳汁淤积的排乳，手法要轻柔灵活，方法可交替使用。

（5）整个排乳过程30～40分钟为宜，时间过长会造成乳房组织水肿，加重病情。

三、排乳的手法

（1）按揉合谷，指掐少泽各1分钟。以达到通络行气，缓解疼痛，如图5-23所示。

（2）用拇指、食指或中指、无名指，轻揉乳晕部3～5圈。然后轻揪乳头，并搓揉刺激，使乳头勃起，为乳汁排出做准备，如图5-24所示。

（3）以手指带动腕部，用手指指腹轻拍乳房边缘处3～5圈。动作要轻柔连贯，如图5-25所示。

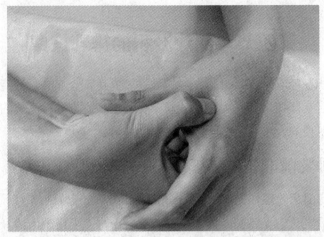

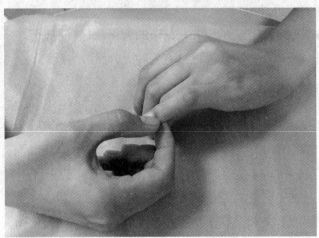

图5-23　按揉合谷穴与掐按少泽穴

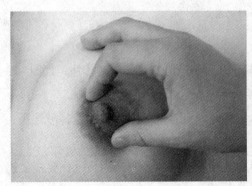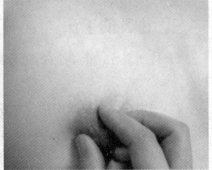

图5-24　按揉乳晕及乳头

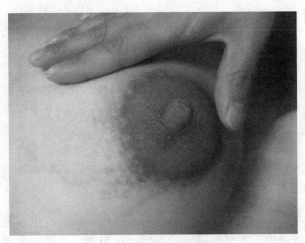

图5-25　轻拍乳房边缘

（4）再用大鱼际或小鱼际，从乳房的边缘放射状向乳晕处揉压2～3遍。在胀痛肿块处，施以轻柔手法，反复揉压数次，直至肿块变软，手法参考图5-1。

（5）张开双手虎口，以振荡法，双手交替从乳房边缘部向乳晕方向振荡推赶，反复3～5遍，手法参考图5-3。

（6）按揉乳根穴30秒，用双手拇指从乳根部开始边梳理边逐渐上移，到达乳晕时，拇指和食指稍用力挤压，即可见喷乳，如图5-26、图5-27所示。

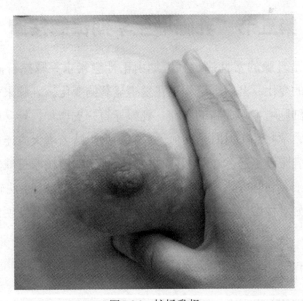

图5-26　按揉乳根

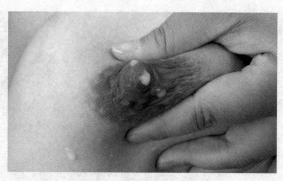

图5-27

按照同样的方法，从不同的方向沿乳管的排列走向挤压乳晕，使每个乳窦淤积的乳汁都能排出。重复挤压2～3次后，再用揉压法按摩乳房。配合仪器操作效果会更好些。

具体操作手法可扫描二维码详细了解。

第五节　乳腺增生孕期保健按摩

乳腺增生是乳腺的常见病。妊娠期由于性激素水平骤然升高，乳房除了外观发生明显的变化，其内部结构也在发生显著的变化。乳腺末梢导管生出上皮芽，其上皮细胞增生形成新的小叶，乳腺导管分支增加，导管腺泡腔扩大，乳腺腺叶增大，孕4～6个月时最明显。原有的增生结节增大或连成片状，此时孕妇会感到双乳胀满不适。在孕期适时地进行乳房保健按摩可减轻孕妇的不适感，并有利于日后的哺乳。一般建议孕32周后进行，提倡手法轻柔，力度适中。因有的孕妇对按摩较敏感，如有按摩时即感到腹部发紧发硬引起宫缩，应立即停止按摩，取左侧卧位休息，避免发生早产。

一、常用穴位

缺盆：在锁骨上窝中央，距前正中线4寸，属足阳明胃经。

天突：在颈部，前正中线上，胸骨上窝中央，属任脉。

鸠尾：在上腹部，前正中线上，胸剑结合部下1寸，属任脉。

关元：在下腹部前正中线上，肚脐下3寸，属任脉（图5-28）。

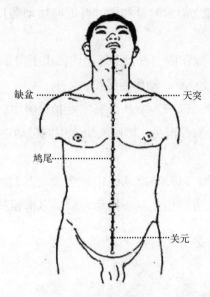

图5-28　任脉

三阴交：在小腿内侧，足踝尖上3寸，胫骨内侧缘后方，属足太阴脾经（图5-29），是足太阴脾经、足少阴肾经、足厥阴肝经三条阴经通过的地方。

作用：为女人的养生之穴。主治月经不调、崩漏、调节治疗失眠。配涌泉有行水通淋的功效，治疗小便淋漓不尽。

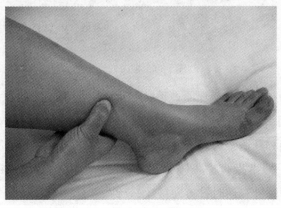

图5-29　三阴交穴

二、按摩手法

（1）以一手食指指腹先按压对侧缺盆穴，每按压3秒钟后放松3秒，反复进行20次，力量适中；继之沿顺时针和逆时针方向揉动各1分钟。换手同法按压对侧。

（2）两手掌交叉，放在胸上方，由外向内，由上向下作推动梳理，反复进行2分钟。要求力量由轻至重，动作要缓和。

（3）轻轻拍击胸骨，以一手掌从天突穴处拍至膻中，速度宜缓慢，共2分钟。再由一侧胸大肌经胸骨至另一侧胸大肌，由腕带动手掌和四指作有节奏的拍击共2分钟。

（4）由上到下推动，以一手掌从膻中推至关元共2分钟，如图5-30所示。再分别顺时针和逆时针方向由上至下揉动，最后以拇指按揉鸠尾，共2分钟，注意用力不宜过重。

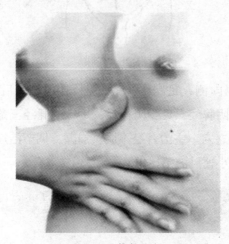

图5-30　推按穴位

（5）两手抬起，肘关节屈曲，手掌尽量向上抬，以二手着力于胸肋部，由外到内，由轻到重作推的动作，每推3次下移1肋间隙，推遍胸肋部，反复3分钟，以有温热感和舒适感为宜，如图5-31所示。

（6）以一手拇指指腹按一侧三阴交按6秒放2秒，共 2分钟，如图5-32所示。再分别沿顺时针和逆时针方向按揉2分钟。

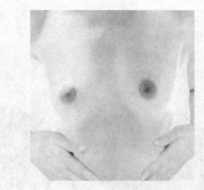

图5-31 按推胸肋

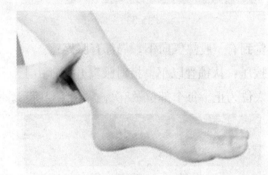

图5-32 按揉三阴交穴

第六节 哺乳期乳房保健按摩

在哺乳期进行乳房按摩有利于防止乳汁淤积，减少乳腺炎的发生。此节按摩简单易学，但因直接施力于乳房，故应在哺乳后进行。

一、要求

以乳头为中心点往外360度放射，半径3～5厘米（视乳房大小而定）。

二、手法

（1）打开双手虎口，贴在乳房上，以乳头为捏拿的中心点，双手五指同时出力，指力深入乳房组织5～6厘米，8秒钟后双手五指同时慢慢松开，如图5-33所示。

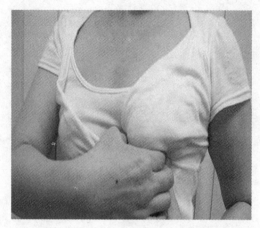

图5-33

此时乳房会感觉到有一股热气向下，局部有胀疼感。

（2）由上往下按压：从锁骨以下，横对腋窝开始，由上往下、顺序按压，一直到乳房底端的穴位为止。每个部位做8次，如图5-34所示。

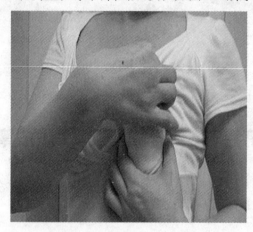

图5-34

（3）由外向内横压：按压手法同上，按压位置从任脉胸骨开始，到乳房外侧，由外向内依序按压，如图5-35所示。

（4）推压：食指、中指、无名指三指并拢，以乳头为中心点，左右手三点呈对角直线，然后双手同时出力指腹力道深入乳房组织5～6厘米，停留5～6秒钟后，双手指力同时慢慢松开，如图5-36所示。由上往下、由内而外、依序按压，每个部位做8下。

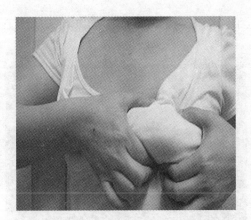

图5-35

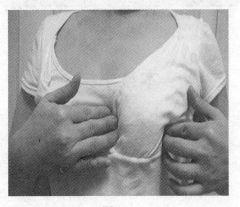

图5-36

（5）单穴推压：单指为子手，双指为母手。双指在下面力道稍微向上施力。单指指腹垂直施力，指腹力道深入乳房组织5～6厘米深，指力下沉后停留5～6秒后，双手指力同时慢慢松开，如图5-37所示。

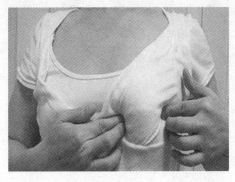

图5-37

（6）单穴推压手法同上，单穴推压部位以乳头为中心点往外360度，如图5-38所示。

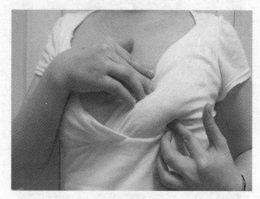

图5-38

本章小结

坚持乳房的保健按摩，对保持乳管通畅，促进乳汁分泌，防止乳汁淤积，避免乳房下垂是十分有利的。本章运用中医经络理论介绍了乳房按摩常用的穴位及作用。在泌乳机理的基础上讲解了各种按摩乳房的手法及注意事项。在实践中一定要根据乳房的不同情况，认真、规范的操作。

思考题

1. 按摩乳房的适应证是什么？

2. 准确说出膺窗、乳根、神封、天池的位置。

3. 气血亏虚型的乳房按摩手法如何？

4. 乳汁淤积的排乳方法及注意事项有哪些？

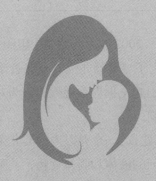

第六章

科学母乳喂养

学习目的

- 了解母乳的成分
- 掌握母乳喂养的好处
- 能够熟练地指导产妇母乳喂养

母乳是婴儿的最佳食品。2002年，世界卫生组织（WHO）和联合国儿童基金会（UNICEF）联合制定了"婴幼儿喂养全球策略"，并于第35届世界卫生大会通过。目的在于重新引起全世界重视喂养行为对婴幼儿营养、生长发育和健康以至于生存质量的影响。

"婴幼儿喂养全球策略"建议：6个月以内的婴儿采取纯母乳喂养，即只给婴儿喂母乳，而不给其他任何的液体和固体食物，甚至不给水。可以服用维生素，无需给婴儿添加水、果汁等液体和固体食物，以免减少婴儿的母乳摄入，进而影响母亲乳汁分泌。从6月龄起，在合理添加其他食物的基础上，继续母乳喂养至2岁。

第一节　母乳喂养的重要性

母乳是天然的和最理想的哺育后代的食品，它本身就是人体的组成成分，完全符合构成婴儿机体组织的需要，所含的各种营养素既利于婴儿消化又好吸收，且具有最高的生物利用率；更重要的是它特有的生物功能，也就是它的防病健体功能。

母乳的质与量随着婴儿的生长和需要呈相应改变。孩子越吸得勤，乳汁便分泌得越多。为了提高纯母乳喂养率，我国正大力宣传母乳喂养的好处并推广纯母乳喂养。

一、初乳的主要成分

妊娠后期，孕妇乳房内逐渐开始蓄积少量的乳汁。产后7天内所分泌的乳汁称初乳。初乳由于含有β胡萝卜素故为黄色，因含蛋白质及有形物质较多所以浓而黏稠，但其脂肪和乳糖含量较成熟乳低，这种成分构成十分适合新生儿的消化吸收。

初乳中含有大量的免疫球蛋白，比成熟乳高20~40倍，尤其是分泌型IgA（SIgA），对增强新生儿抵抗能力有重要意义，曾被称为出生后最早获得的口服免疫抗体。

开始3天内乳房中乳汁尚未充盈之前，每次喂乳亦可吸出初乳2~20毫升。

产后7~14天间所分泌的乳汁称过渡乳。其中所含蛋白质量逐渐减少，而脂肪和乳糖含量逐渐增加，系初乳向成熟乳的过渡。每日乳汁量平均600毫升。

产后14天后所分泌的乳汁称为成熟乳。乳汁中脂肪及乳糖的含量较多，而蛋白质及矿物质的含量进一步减少。每日乳量增至700～1 000毫升。

每次哺乳时，前段乳汁富含水分、乳糖、维生素、矿物质，蛋白质高而脂肪低；后段的乳汁较白，蛋白质含量低而脂肪含量高，是宝宝热量的主要来源。

二、母乳的营养成分

（1）母乳中乳白蛋白占总蛋白的70％以上，与酪蛋白的比例为2∶1。乳白蛋白可促进糖的合成，遇到胃酸后形成的凝块小，利于消化。

（2）母乳中含牛磺酸较多。牛磺酸与胆汁酸结合，在消化过程中起重要作用，它可维持细胞的稳定性。

（3）母乳中乳糖含量高，对婴儿脑发育有促进作用。母乳中所含的乙型乳糖有间接抑制大肠杆菌生长的作用，且乙型乳糖还有助于钙的吸收。

（4）母乳中脂肪较少，且含多种消化酶，加上小儿吸吮乳汁时舌咽分泌的舌脂酶，有助于脂肪的消化，故对缺乏胰脂酶的新生儿和早产儿更为有利。此外，母乳中的不饱和脂肪酸对婴儿脑和神经的发育有益。

（5）母乳中钙磷的比例为2∶1，易于吸收，对防治佝偻病有一定作用。

（6）母乳中锌的吸收率可达59.2％，铁的吸收率为45％～75％。此外，母乳中还有丰富的铜元素，对保护婴儿心血管的发育有很大作用。

三、母乳喂养的好处

（1）母乳营养丰富，钙磷比例适宜（2∶1），有利于孩子对钙的吸收；母乳中含有较多的脂肪酸和乳糖，磷脂中所含的卵磷脂和鞘磷脂较多；在初乳中含微量元素锌较高，这些都有利于促进小儿生长发育。

（2）母乳的凝块小，脂肪颗粒也小，且含有多种消化酶，有利于对脂肪的消化。另外，母乳的缓冲力小，对胃酸中和作用弱，有助于营养物质的消化吸收。

（3）母乳中含有免疫物质。在母乳中含有各种免疫球蛋白，如IgA、IgG、IgM、IgE等。这些物质会增强小儿的抗病能力。特别是初乳，含有多种预防、抗病的抗体和免疫细胞，这是在牛乳中所得不到的。

（4）母乳是婴儿的天然生理食品。从蛋白分子结构看，母亲乳汁适宜婴儿，不易引起过敏反应。而在牛奶中，含有人体所不适应的异性蛋白，这种物质可以通过肠道黏膜被人体吸收引起过敏。因此，有的婴儿喂牛奶以后，发生变态反应，引起肠道少量出血、婴儿湿疹等现象。

（5）母乳中几乎无菌，直接喂哺不易污染，温度合适，吸吮速度及食量可随小儿需要增减，既方便又经济。

（6）母乳喂哺也是增进母子感情的过程。母亲对婴儿的照顾、抚摸、拥抱、对视、逗引以及母亲胸部、乳房、手臂等身体的接触，都是对婴儿的良好刺激，促进母子感情日益加深，可使婴儿获得满足感和安全感，使婴儿心情舒畅，也是婴儿心理正常发展的重要因素。

（7）婴儿的吸吮过程反射地促进母亲催产素的分泌，促进母亲子宫的收缩，能使产后子宫早日恢复，从而减少产后并发症。还能减少乳腺癌和卵巢癌的发生。

四、母乳喂养注意事项

（1）重视产前的准备工作。产前、产后的妇女要有充足的睡眠。另外必要时孕妇可从怀孕第8个月起，即可进行乳房、乳头按摩，以增强乳房的血液循环，这不仅有助于乳腺和乳头发育成熟，防止产后哺乳时引起的乳头皲裂，同时还可以反射性引起垂体分泌更多的催乳素和催产素，增加产后泌乳。

（2）产后头3天给婴儿进行充分有效的母乳喂养是成功的关键。产后要尽早给婴儿吸吮（产后半小时开奶）。婴儿刚刚出生时是学习吃奶的最佳时期，而且这时婴儿频繁地吸吮母亲的乳头，母亲的体内才能产生泌乳素。"开奶"越早，乳汁分泌量就越多。夜间也要不间断喂养，夜间泌乳素的分泌量是白天的50倍。

（3）按需喂哺。新生儿吸吮乳汁能力弱，数分钟后已经疲劳，乳汁不能吸尽。因此，婴儿何时想吃就何时喂哺。一个月后，若母乳充足，婴儿饱吮一次后即可安静入睡，他自己也能调节吮乳的时间。

（4）掌握正确的哺乳姿势。哺乳时母亲要全身放松并采取舒适的姿势，将小孩抱在怀中，让孩子把全部乳头和大部分乳晕含在口中，才能有效吸吮，也可防止乳头皲裂。

（5）每次吸空乳汁。产妇喂哺婴儿时要先把一侧乳房吸空，然后再吸另一侧。如果婴儿吸不尽时，要用吸奶器把奶汁吸尽。乳房有胀满感时，即使婴儿不吃奶，也应把奶汁吸净，才能分泌更多的乳汁，否则不利于乳腺分泌，还容易阻塞乳腺管引起乳腺炎。

（6）不要给新生儿添加母乳以外的其他食品及饮料，不用奶瓶、奶嘴。除非有医学指征。有医学指征需要加奶的新生儿，使用小杯小碗或乳旁加奶。

（7）增加产妇营养。乳汁的分泌需要足够的营养与水分，否则会影响乳汁的质与量，所以产妇应特别注意饮食营养。特别要保证食物有优质的蛋白质，足够的热能，丰富的维生素以及钙、铁等矿物质。

（8）树立成功信心。新妈妈要有信心，相信自己有能力，有充足的乳汁喂养自己的宝宝，让宝宝健康成长。

（9）家庭及社会的支持是母乳喂养的保证。家人要给新妈妈多些鼓励，同时为产妇提供营养丰富的食品和汤水，让产妇充分休息，这也是促使母乳喂养成功的条件。单位也应为哺乳期的女职工提供时间与便利。

五、 特殊情况下的喂养

母乳喂养固然有许多优点，但还是有少数母亲因健康原因不宜哺乳。例如，母亲生产时流血过多或患有败血症；患有结核病、肝炎等传染病；患严重心脏病、肾脏疾患、糖尿病、癌症或身体极度虚弱者；患急性传染病、乳头皲裂或乳腺脓肿者，可暂时停止哺乳。在暂停哺乳期间，要将乳汁用吸奶器吸出来。这有两个好处，一方面可以消除肿胀；另一方面可以使病愈后哺乳时，仍有足量的乳汁。在暂停哺乳期间，可以用配方奶代替喂养。

若是母亲工作，不便按时哺乳，也需进行混合喂养，这种哺乳方法叫做代授法。一般是在两次母乳之间加喂一次牛奶或其他代乳品。最好母亲仍按哺乳时间将乳汁挤出，或用吸乳器将乳汁吸空，以保持下次乳汁充分泌乳。吸出的乳汁在可能的情况下，放置冰箱或低温处，注意清洁地存放起来，温水加热后仍可喂哺。每天用母乳喂宝宝最好不要少于3次，因为如果一天中只有一、二次，乳房受不到充分的刺激，母乳分泌量就会越来越少。

第二节　母乳喂养指导

一、操作程序

主要分为三个步骤：喂奶前指导→喂奶姿势的指导→喂奶后的指导。

（一）喂奶前的指导

在母乳喂养前，先给新生儿换尿布，避免在哺乳时或哺乳后给新生儿换尿布造成溢奶。准备好热水和毛巾，给产妇清洗双手和清洁乳房。若乳房肿胀发硬时应先挤掉少许乳汁，待乳晕发软时即可哺乳。

（二）喂奶姿势的指导

要想母乳喂养顺利进行，首先就要从正确的哺乳姿势开始。母亲喂哺常取卧位哺乳和坐位喂乳两种姿势。卧位哺乳又分侧卧或仰卧位；坐位喂乳分摇篮式、交叉式和橄榄球式，如图6-1所示。

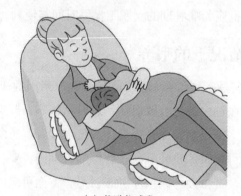

（a）仰卧位哺乳

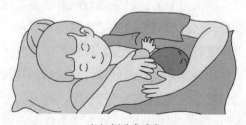

（b）侧卧式哺乳

图6-1　母乳喂养姿势

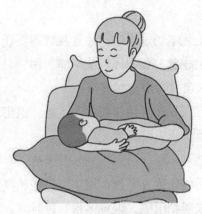

(c) 摇篮式哺乳

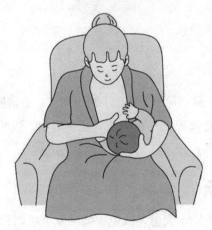

(d) 橄榄球式哺乳

图6-1 母乳喂养姿势（续）

现以坐位喂乳为例进行喂养姿势的指导。

（1）产妇采取舒适体位。让产妇坐在靠背椅上，背部紧靠椅背，双腿自然下垂到达地面。哺乳侧脚可踩在小凳上。哺乳侧怀抱新生儿的胳膊下垫喂奶枕或家用软枕。

（2）怀抱新生儿方法及含接乳头方法。指导产妇用前臂、手掌及手指托住新生儿，让新生儿的头和身体呈直线，新生儿身体转向并贴近产妇，面向乳房，鼻尖对准乳头，同时指导产妇另一只手用"C"字形的方法托起乳房，或采用食指与中指成"剪刀手"夹住乳房（奶水喷流过急时采用）。用乳头刺激孩子的口周围，使孩子建立觅食反射。当孩子的口张到足够大时，将乳头及大部分乳晕含在新生儿嘴中。

（3）指导产妇在新生儿吃奶过程中，注意观察不要让乳房堵住宝宝鼻孔；不要让宝宝一边吃奶一边睡觉。如出现乳头疼痛，用一只手按压新生儿下颌，将乳头及大部分乳晕送入宝宝口中含接好。

（4）新生儿吃饱后，用一只手按压新生儿下颌，退出乳头，再挤出一滴奶涂在乳头周围并晾干，预防乳头皲裂。

（三）喂奶后指导

哺乳后拍嗝：哺乳后将新生儿竖抱，用空掌轻轻拍打后背，使新生儿打嗝后再让其躺下安睡。如未能拍出嗝，则可多抱一段时间，放在床上让其右侧卧位，以避免呛奶。

嘱产妇喂奶后多喝热水。

二、达标标准

（1）产妇哺乳时，腰、背、手臂、手腕不疲劳，心情愉悦，乳汁排出顺畅。

（2）新生儿可以有效吸吮（新生儿嘴呈鱼唇状，吸吮动作缓慢有力，两颊不凹陷，能听到吞咽声）。

三、注意事项

（1）指导产妇避免奶水太急，以免喂哺时发生呛奶。

（2）防止乳房堵住新生儿鼻孔而发生新生儿窒息。

（3）避免因含接姿势不正确造成乳头皲裂。

四、相关知识

（1）每次哺乳时应喂空一侧乳房再喂另一侧，下次哺乳则从未喂空的一侧开始。

（2）哺乳后如果乳汁存留过多，应该挤出乳汁排空乳房。

（3）不让新生儿口含乳头睡觉，以防乳头皲裂，甚至发生新生儿窒息。

（4）判定母乳是否充足的标准：能使新生儿每次安静睡眠半小时左右；大便次数达到2~6次/日，呈金黄色糊状；小便次数10次左右/日，体重增长30~50克/日，第一个月增长600~1000克。如果新生儿不能达到以上标准，应考虑适当添加配方奶。

其他相关知识见《家庭母婴护理》第九章"新生儿喂养"。

本章小结

母乳喂养是儿童健康发育的基础，目前没有一种配方奶能够提供像母乳那样的独特的营养组成，也没有一种现存的技术像乳腺那样动态地改变婴儿的营养成分。近年来，许多学者以及研究机构对母乳喂养进行了多方面生物学乃至社会学的研究，表明母乳喂养对于婴儿、母亲的健康以及整个家庭的稳定都有好处。

婴儿期是生长发育最迅速的时期，故对其合理喂养最为重要。母乳是婴儿的最佳食品。为了保证母乳喂养顺利进行，必须坚持"三早"（早接触、早吸吮、早开奶）；指导产妇采取正确的方式；做好乳房护理。

思考题

1. 母乳喂养的好处是什么？
2. 怎样才能做到成功母乳喂养？
3. 如何判定母乳是否充足？

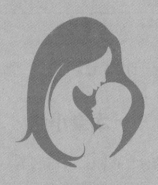

第七章

哺乳期的饮食及催乳调理

　　母乳是婴儿最好的营养来源，含有丰富的抗感染物质，因此能保证婴儿少得病。提高宝宝的免疫功能，增强体质。据现代医学资料统计，母乳喂养的婴儿与人工喂养的婴儿相比，可减少1型糖尿病患病儿率，对于宝宝一生来说有着十分重要的意义。

　　哺乳可促进新妈妈的子宫收缩，有利于产后生殖器官及相关组织的恢复；哺乳及好的营养调理可有助于新妈妈恢复体形。

第一节　乳母哺乳期营养调理原则

　　乳汁的质量直接依赖于为乳母提供良好的营养供应。因此乳母的产褥期及哺乳期的营养显得十分重要。要求整个哺乳期热量充足；蛋白质丰富，尤其是优质蛋白质要占1/2以上；但要求饮食中脂肪不可过高，饮食要求清淡，低脂低盐；主食中要有意识摄入一些粗杂粮主食，可减少便秘；另外，需要各种维生素及矿物质和微量元素要比平常人多一些，一是每天增加新鲜水果摄入，弥补维生素C的不足，二是注意补充含有钙、铁、锌、碘的食物等；总之，在哺乳期间，保证乳汁充足，母体健康调理，身材恢复，各种营养素充足平衡的重要性是令人十分关注的话题。

第二节　哺乳期营养需求特点

　　每个年轻的新妈妈都希望自己在哺乳期内乳汁充足、持久，形体健美，精力充沛，漂亮而丰满，因此要做到以下几点。

一、摄入热能要合理

　　乳母摄入过多能量，或转化乳汁不利，则产后体重增或不降，令人烦恼。首先要知道乳母每个阶段每天泌乳有多少量，才能要求饮食中营养丰富，热量充足而不入超。

（一）乳母摄入能量计算

　　乳母基础代谢能量＋照顾宝宝消耗的体能＋供给分泌乳汁过程消耗的能量和乳汁本身所含的能量以及授乳过程中的耗能。

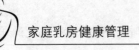

乳母标准体重简易计算：身高（厘米）－105＝标准体重。

轻体力劳动强度：按125千焦/千克计。

以母乳每天分泌量800毫升计算，每100毫升乳汁产能250～293千焦，故每日分泌乳汁能量的效率为80%，则是800毫升乳汁产能2510千焦。而动用母体储存的脂肪每月1千克计算，平均每天需动用1255千焦。在乳汁消耗2510千焦中，扣除这1255千焦后，实际每天只需在乳母本身所需热量外再增加热量1255千焦就可以。半年后可消耗掉6千克脂肪。

例如：身高165厘米的乳母，产后体重70千克（标准体重60千克）。每天泌乳量约800毫升。每天需要摄入热能为多少？

126千焦（轻体力强度）×60（标准体重）＋（2510千焦－1255千焦）＝8815千焦

折合食物：500毫升牛奶，1个鸡蛋，瘦肉类（肉禽鱼虾）200克，主食300～350克（按生米、面粉计算），豆类约50克，蔬菜500克，水果200克，坚果25克，烹调用油30克。

（二）热能、体重监测

衡量乳母摄入的能量是否充足，可根据母乳量和母亲的体重来判断。

1. 泌乳量的监测

能满足婴儿正常的生长发育，大便正常，睡眠良好，哺乳间隔时间达到2～3小时以上。可用称量婴儿体重的方法掌握每次哺乳量在150毫升左右为乳量比较充足。

2. 母体体重监测

在哺乳期间，要求母体体重不减轻（在母体接近标准体重时），或是减轻的幅度小于0.45千克/周（体重属于超重或肥胖时）。但母体减重幅度不可过大，当所摄入热量骤减时或热能低于6276千焦时，乳汁量一周内便会减少。

二、哺乳期的营养需求及特点

哺乳期营养需求与产妇营养原则大致相同，但产褥期过后，饮食上仍需十分重视，热量充足，营养平衡，膳食种类齐全，荤素搭配，干稀搭配，粗细搭配，在这里仍需要重点细述以下几点作为补充。

（一）选择优质蛋白质

乳母的蛋白质营养状况对泌乳有很大影响。如果膳食中蛋白质的质和量不理想，可使乳汁的分泌量减少，并影响到乳汁中蛋白质的氨基酸组成。乳母摄入适量的蛋白质对维持婴儿的生长发育、免疫和行为功能十分重要。

孕期在乳腺组织储存了相当多的蛋白质。如果孕期营养不良会导致储量不足，而产后由于某种原因（如给予普通饮食）导致储量降低也会影响泌乳，甚至会动用其他组织中储存的蛋白，导致肌肉松弛，影响肌肉弹性。

保证优质充足的蛋白质供应，比非妊娠期每日增加摄入20～25克膳食蛋白质。1.5～2克/千克脂肪。占总能量20%。每天摄入蛋白质90～120克。

动物蛋白属于优质蛋白，应达到总蛋白质摄入量的一半以上。可适当增加鱼、禽、蛋、瘦肉及海产品的摄入，如牛肉、鸡蛋、动物肝脏等。

植物性食物以大豆及豆制品为主，如豆腐，豆皮。粮食和坚果也是植物蛋白重要来源。

（二）不可忽视的必需脂肪酸——亚麻酸

乳母摄入的脂肪种类很重要。人体所需要的必需脂肪酸有亚油酸（ω-6）和亚麻酸（ω-3）两种。但如果摄入比例不当，会引发各种疾病。亚油酸摄入比例过多，会合成过量二十碳四烯酸，促进血小板凝集，引发慢性炎症，促进癌变等负面作用。如果有足量的α-亚麻酸进入人体后，会与亚油酸竞争并阻止花生四烯酸的合成，生成EPA、DHA（ω-3系脂肪酸）。DHA是唯一进入大脑的脂肪酸，可帮助婴儿大脑、视力发育，从而有效地阻止了一些致炎因子的生成，保护机体不受炎症的侵蚀。α-亚麻酸还有很好抗过敏作用，一般过敏的人都缺乏亚麻酸（ω-3），如果长期服用ω-3，就会具有抗过敏能力。这对于母乳喂养的婴儿是极大的福音。2000年，中国营养学《膳食营养素参考摄入量》建议，亚油酸系与亚麻酸系比值为（4:1）～（6:1）。

人们日常摄入花生油、芝麻油、玉米油、豆油及调和油等，亚油酸与亚麻酸的比例达到20:1以上，这是十分不利于健康的。国外有资料表明，一些患过敏和湿疹的婴幼儿在药物治疗无效时，可每日早晚服生亚麻籽粉一茶匙，两三日即可消退。临床上也有很多亚麻籽粉或亚麻油脱敏病例。为了宝宝的健康，乳母应增加食用油中α-亚麻酸的比例，如亚麻油、紫苏油、核桃油，海藻油等。食用这些油，最好不要加热食用。可直接滴入饭菜里几滴，直接食用。乳母还可选择服用生亚麻籽粉，减少婴儿过敏湿疹皮炎发生。

脂肪来源主要有深海鱼油或淡水鱼的脂肪、玉米油、花生油、亚麻油、核桃油、海藻油和坚果类。

中国营养学会建议乳母每日脂肪摄入量应低于总能量摄入的30%，约为1克/千克，共约60克。每日烹调用油25~30克。

🔔 注意

（1）母乳的中后段脂肪含量较丰富，婴儿用力吮吸可获得母乳中的不饱和脂肪酸。

（2）乳母摄入动物性脂肪时，乳汁中饱和脂肪酸含量相对高。

（3）当乳母的能量摄入和消耗相等时，乳汁中的脂肪酸组成与膳食脂肪酸的组成相近。

（4）从膳食中获取足量的不饱和脂肪酸。

（三）不可缺的碳水化合物

一般人的膳食中谷物占55%~60%。来源：谷类、薯类、根茎类、豆类、含淀粉多的坚果，烹调用糖等。

供给量：占总热能比55%~60%。如果碳水化合物摄入不足，会使蛋白质-热能营养不良。但是如果摄入过剩，就会造成肥胖。

产后摄食不足，就会消耗母体的脂肪和蛋白质，使母体严重亏损。

乳母每日主食不可少于250~300克，要有一定的粗杂粮比例。例如杂粮米饭、豆饭、八宝粥、杂粮粥、红薯、玉米等。

（四）补钙的学问

随着婴儿的生长发育，乳母的乳汁分泌量持续增加，特别是3~7个月乳汁分泌量每日可达500~900毫升，最多者可达3 000毫升。

当乳汁分泌量达到高峰时，母体每天都是负钙平衡，故必须供给1 000~2 000毫克的钙和充足的维生素D才能保持平衡。

1.缺钙的危害及钙的效用

哺乳期间，乳母身体最容易缺钙，危害很多。

（1）母体缺钙导致乳汁钙含量下降，婴儿缺钙。正常情况下，母乳每100毫升含钙34毫克（牛乳含钙125毫克）。近年研究证明母乳中有20%~26%的低钙乳，母亲因为钙摄入量不足造成每100毫升母乳中的钙量低于30毫克，最低甚至每100毫升母乳中含钙仅10毫克。哺乳期妇女如不能大量补钙，不但乳汁质量不高，影响到婴儿的生长发育，很多佝偻病儿是由于妈妈缺钙引起。

（2）钙有控制炎症与水肿、降低毛细血管通透性、防止渗出、抗过敏的作用，在皮肤病治疗中，起到非特异性脱敏效果，同时还有镇静、止痒、消炎和消除水肿作用。钙参与全身所有组织器官的细胞代谢，同时也具有营养皮肤和治疗皮肤的作用。婴幼儿期易得湿疹、过敏、皮炎、风团等皮肤疾病与缺钙也有密切关联。

（3）当母体钙摄入不足时，体内自会动用骨钙加以补充。因此，当体内钙缺乏时，母体自身易发生骨密度下降、牙齿松动、腰酸腿疼、腿软、牙齿松动、头发枯落、耳鸣耳聋、记忆力衰退。很多人还表现为情绪不稳定、忧郁、烦躁、心情不畅、易激动、乏力等。

钙摄入不足会导致血钙的下降，而血钙下降会引发一系列严重事故病理反应。人体长期缺钙得不到补充，就会使血钙自稳系统受损。甲状旁腺长期处于缺钙状态，使甲状旁腺进入亢进状态，持续过量地分泌甲状旁腺素，进而造成骨钙减少，血液和软组织如血管、脑等组织钙含量增加的反常现象，而引起钙沉积在血管壁上，便会使血管失去弹性，导致动脉硬化和高血压。

因此，为了保证母乳喂养效果，须在哺乳期间补充钙剂。

2. 影响钙吸收的因素

（1）食物中植酸草酸含量过多而影响钙吸收。

（2）年龄越大，肠钙吸收越少。

（3）饮食中钙磷比例是否合适。

（4）钙吸收是一个复杂过程，食物中的钙通常与其他物质相连，必须被释放出来才可以利用。胃酸低会影响钙吸收，因此应避免空腹补钙。

3. 补钙

乳母每天至少需要摄入1 000毫克以上的钙，但是单凭饮食中的钙是不够的。

（1）牛奶是钙的最好来源，钙磷比例合适，无植酸、草酸干扰，建议乳母每天食用500毫升牛奶，早晚各250毫升。酸奶、奶粉、奶酪都可以有效补充钙质。

（2）每日至少需要摄取600毫克钙剂。最好分成两次补充，早晚各一次，与饭前间隔半小时。

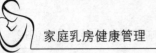

注意

膳食中的植酸盐、纤维素、糖醛酸、藻酸钠和草酸可降低钙的吸收。它们均存在于常见的食物中，并可与钙形成不易被吸收的盐类；每次补充钙300毫克。不可一次补钙过多，对补钙无益。

（3）饮食中常食用骨头汤、海带汤，烹制酥脆小鱼虾（带骨食用）；还可常选用豆腐、豆浆、紫菜、木耳、虾皮、芝麻酱、南瓜籽、西瓜籽、芥菜、白菜、香菜、荠菜等食品补充。

（4）哺乳期坚持每天补钙喝奶，晒太阳，适量运动。

（五）哺乳期间铁的补充

铁元素不能通过乳腺进入乳汁，对乳汁中铁含量的影响不明显。因母乳中的铁含量很低。每100毫升母乳中仅含铁0.1毫克，几乎忽略不计。故婴儿生长所需的铁主要靠胎儿在最后两个月储存在肝脏内400毫克，以满足产后6个月内的消耗。6个月后应添加含铁的辅食。

但哺乳期间母体仍需增加膳食铁可升高乳母血清铁水平，对乳母补充气血十分有益。气血不足，直接导致泌乳量不足，身体虚弱，疲乏、失眠等。

乳母本身为防治贫血及促进产后身体恢复，也应多食含铁丰富且吸收率高的食物以及富含维生素C的食物。

（1）促进铁吸收的因素。胃酸、食物中的柠檬酸、维生素C、维生素A、动物蛋白、半胱氨酸、铜离子、果糖、山梨酸、肉因子。

（2）含铁丰富的食物。猪肝、猪血、牛肺、牛肾、羊肝、黑木耳、鸭肝、鸭血、鲍鱼、蛏子、河蚌、海蜇、海参、桂圆、黑芝麻、银耳、海带、紫菜、虾、大豆、黑豆、赤小豆、樱桃、酸枣、沙棘、葡萄干、刺梨、桂圆肉。

（3）不利于铁吸收的膳食因素：植酸、草酸、鞣酸、高磷食品。

（六）哺乳期间锌的补充

1. 锌的作用

乳母平均每天需要21.5毫克，比孕妇成人需要量要多（孕妇中、末期每天需要16.5毫克，普通成人只需要11.5毫克）。锌可促进婴幼儿生长发育和组织再生，改善食欲，保护皮肤，维持免疫功能等。饮食中的锌可通过乳汁哺育婴儿。

2. 锌的食物来源

锌元素普遍存在于各种食物中，具体含量见表7-1。

表7-1 每百克食物锌含量

食物	含锌量/毫克	食物	含锌量/毫克
生蚝	71.2	鸡蛋黄	3.79
海蛎肉	47	羊肝	3.45
扇贝	11.69	黄豆	3.42
牡蛎	9.39	白条鱼	3.22
核桃仁	6.42	花生仁	2.82
鸭肝	6.42	南瓜子仁	2.57
黑芝麻	6.13	牛心	2.41
猪肝	5.78	鸡肝	2.15
牛肝	5.01	羊心	2.09
牛脑	4.69	鸡心	1.94
松子仁	4.61	猪心	1.90
腰果	4.3	鸭心	1.38
杏仁	4.3		

3. 影响锌元素吸收的因素

食品在加工过程中，加工手段也会造成锌元素含量的下降。粮食加工精度愈高，锌含量愈低。此外，如果在食物中添加了味精、植酸、纤维素、铁和铜元素，也会影响人体对锌元素的吸收。

动物性食品的锌含量和生物利用率均高于植物性食品；蔬菜和水果锌含量既不高，吸收率也不高，不是锌的最好来源。

在哺乳期间，如果乳母摄入饮食平衡，不偏食，荤素搭配合理，注意内脏、海产品、坚果、豆类的摄入，一般不会缺乏锌。

（七）哺乳期间硒元素的补充

1.硒的作用

硒元素是人体必需微量元素，硒缺乏可引起多发性心肌坏死的心肌病，虽发现的是常见的缺硒地方病，但足可见硒的重要性；硒几乎存在于所有免疫细胞中，补充硒可以明显提高机体免疫力而起到防病作用。硒还可通过调节甲状腺素的分泌来影响机体代谢，与机体生长发育密切相关；硒还有抑制癌细胞生长等功能。乳母在哺育期应加强重视硒的摄入。

2.需要量

中国营养学会在《中国居民膳食营养素参考摄入量》中指出乳母每天需要摄入硒65微克。这要比孕妇及普通成人每天需要量要多（孕妇及正常成人都为每天50微克）。

3.含硒丰富食物

黄豆、黑豆、蚕豆、腰果、西瓜子仁、南瓜籽、银杏、杏仁、猪肝、羊肝、鸡肝、鸭肝、猪肾、牛肾、猪心、沙鸡、鱼虾蟹贝类、海参等。

🔔 **注意**

食物中硒含量测定值变化很大，植物性食物受土壤中硒含量和可被吸收利用量，会因高硒或低硒产地不同而不同；动物性食物虽也受产地影响，但两端相差不大。

（八）哺乳期间碘元素的补充

碘是甲状腺素的主要组成，甲状腺有调节能量代谢和促进蛋白质生物合成的作用。母乳中含碘量为4～9微克/升，每日可排出25微克的碘。此浓度一般高于母体血浆的浓度。母乳中碘浓度较高与婴儿的生理需要有关。母体食入的碘可立即出现于母乳中。推荐的乳母摄入量为每日250微克。同孕妇一样，普通成人每人每天只需要150微克。很多孕妇怀孕期间经测定有甲减临床指标，则可考虑摄入碘不足。

1.碘的生理作用

碘在人体主要参与甲状腺激素的合成。对保持正常的能量代谢和新陈代谢以及生命活动至关重要；甲状腺激素过少会引导致甲减（甲状腺功能减退），有时表现为乳母黏液性水肿、肥胖等，严重时可危及婴幼儿生长发育并影响智力。

2. 加强碘的摄入

内陆地区土壤中的碘是靠雨水碘来补充的，由降水向陆地补碘过程非常缓慢。人体储碘的能力不强，机体一半的碘储于甲状腺。只够维持2~3个月，严重缺碘就可出现甲状腺肿大，在出现之前，甲状腺就会出现功能和形态的改变。日常食用的食盐含碘量为2%，除此之外，乳母还可以经常食用海带、紫菜、海苔及海产品。

（九）哺乳期间水溶性维生素的补充

水溶性维生素包括B族和维生素C，多数能通过乳腺，但其通过的量受到乳腺调节。

维生素B2是我国膳食中最容易缺乏的营养素之一，乳母每日至少需要 1.7毫克，普通成人只需摄取1.2毫克。维生素B2可预防皮炎、湿疹，球结膜出血及神经症状。维生素B2可从鱼、瘦肉、家禽、心、肝、肾、鱼卵、蛋、奶及叶绿色蔬菜、蘑菇、紫菜中摄取。

维生素B2不耐碱、高压、光照，所以烹调时注意。

乳母的维生素B12每日需要为2.6毫克，维生素B12的主要来源于动物性食物，植物中食物B12很少，故乳母饮食习惯不可全素。母亲乳汁中的B12含量与血液中相关，如母亲摄入缺乏维生素B12将会导致婴儿缺乏，缺乏维生素B12则会导致贫血。

在哺乳期，乳母很容易缺乏维生素C。如果吃到新鲜的蔬菜和水果有限，吃的食物大多数是经烹制加工成熟品，维生素C在加热基础上很容易被破坏掉了。因此，乳母很容易因缺乏维生素C，而导致体内虚火上升，牙龈出血、口臭、牙齿松动等。乳汁里缺少维生素C，使婴儿血管脆性增大，易于出血和渗血。维生素C能促进铁的吸收，提高婴儿对疾病的抵抗力。缺少维生素C的孩子也易得湿疹、过敏，因维生素C有抗过敏和增强免疫功能作用。

在哺乳期，乳母可食用适量应季的新鲜蔬菜和水果。除此之外，还可每天增加100~300毫克维生素C补充膳食中不足。

（十）哺乳期间水的补充

乳母每天摄入水量与乳汁分泌量有密切关系，水分不足时直接影响乳汁分泌量。每天除饮水外，还应多吃流质的食物，如肉汤、骨头汤、鸡汤、鱼汤、蛋花汤和各种粥类等。

第三节　哺乳期的合理饮食

一、乳母全日营养补充所需的食物

主食：建议300~400克；

肉（包括畜、禽、海产品）：150~200克；

蛋：1~2个；

奶：250~500毫升；

豆制品：50~100克；

五色青菜：500~700克；

水果：300~400克；

坚果：25克；

烹调油：30克。

二、乳母的饮食原则

（1）供给的食物应含有所需的能量和营养素，保证营养素平衡。

（2）增加每日餐次，4~6次为宜，少食多餐。

（3）通过合理烹调，尽可能减少营养素的损失，并提高消化吸收率。

（4）食物应干稀搭配，荤素搭配，粗细搭配，避免偏食。

（5）少吃盐和盐渍食品，食盐以少放为宜。

（6）注意调护脾胃，促进消化。

（7）食物清洁无毒害，不受污染。

（8）制定合理的膳食制度，定时定量，每餐比例要合适。

三、食物种类齐全

应该尽量做到食物种类齐全，如粮、菜、肉禽、豆、水果等缺一不可，每一类食物都有特定的营养价值，不可互相取代。以保证能够摄入足够的营养素。

四、注意事项

（1）刺激性较强的食品（某些香辛料，调味料如葱、姜、大蒜、花椒、辣椒、料酒等）应酌情减量。

（2）污染食品，如母亲吸烟、饮酒、喝咖啡或长期服用某些药物，可通过乳汁影响婴儿的健康，特别需要加以注意。

（3）不要快速节食减肥。

第四节　哺乳期饮食分期调理

新妈妈在母乳喂养初期，会遇到许多问题。分娩后，母亲的雌激素和孕酮都是很快消退，催乳激素逐渐上升，在新生儿吮吸时，新妈妈分娩后的食疗，应根据生理变化的特点循序渐进，不宜操之过急。尤其在刚分娩后，脾胃功能尚未恢复，乳腺开始分泌乳汁，乳腺管还不够通畅。此时不宜食用大量油腻催乳食品；在烹调中宜少用煎炸，多取易消化的带汤的炖菜；食物以偏淡为宜，遵循"产前宜清，产后宜温"的传统，少食寒凉食物；避免进食影响乳汁分泌的麦芽、啤酒等。即使选用中药制作药膳，也应根据新妈妈的体质和生产过程中失血程度酌情调配。新妈妈泌乳期可分为初乳、过渡乳、成熟乳三个时期。

一、初乳阶段

分娩后7天内为初乳阶段，母乳喂养新生儿基本上3天能排净胎粪，因为初乳有导泻功能，可将新生儿肠道中积存的胆红素排清，否则肠道就会吸收这些胆红素入血，使胆红素值上升，正常新生儿血胆红素在0.1～1毫克，达到2毫克时，就会出现黄疸。初乳还有增强免疫细胞抗体。其中的IgA最重要，它能保护新生儿的呼吸道和消化道上皮细胞完整，不易患呼吸道病和腹泻。初乳中含锌，头5天的母乳中的锌可供宝宝一年之用。乳母可用山楂红枣汤和红豆红枣汤替代白开水喝，有助于促进子宫收缩；红豆红枣汤作为饮料饮用，有排胎毒、排黄疸的作用。

二、过渡乳阶段

5～15天为过渡乳，此时乳汁较稀薄，适合新生儿消化功能。如果新妈妈产后立即喝高脂肪的浓营养汤，由于高脂肪会增加乳汁的脂肪含量，对此新生儿和稍大的宝宝是不能耐受和吸收的，从而引起腹泻。高脂肪还容易堵塞乳腺管。故煲汤后，要将上面油脂去掉。

产妇适宜喝些有营养的鱼汤、蔬菜汤、肝汤、面汤、小米粥；薏米红豆汤、红枣豆浆饮等替代白开水当饮料喝，以满足母婴对各种营养素的需要。一般小宝宝出生后几天内，胃口很小，新妈妈乳汁的营养和分量足够。

三、成熟乳阶段

15天后为成熟乳，颜色为白色，质较浓，含蛋白质、脂肪、糖、多种维生素和抗体。随着新生儿的成长，乳腺畅通，可多饮用催乳的、高蛋白的营养丰富的各种浓汤汁来满足需要。

第五节　增加乳汁分泌量

乳母饮食应尽量多样化，也就是吃的食物种类要多样，多吃汤类食物：如各种动物性汤类：鸡、鱼、猪蹄、海参等，可使体内得到更多的蛋白质、脂肪、水、钙质等，增加乳汁分泌量。经常食用肉类或鱼类；蔬菜水果、豆制品要天天吃；牛奶每天250～500毫升，鸡蛋每天1～2个。

乳母要避开高脂肪、油腻的食物。此外，乳母要注意保暖。

由于产后疲劳，夜间哺乳，常常不能充足睡眠，以至影响乳汁分泌，建议乳母每天至少保证8～10小时睡眠。

乳母要保持心情愉快，分泌乳汁的多少和精神状态有密切关系，过度紧张、焦虑、悲伤、愤怒或惊恐，都会影响乳汁的分泌，所以要保持心情舒畅，才能保证乳汁正常分泌。

此外乳母可以有意识掌握乳腺的分泌规律。

（1）一般来说，孩子生下来以后，乳腺在两三天内开始分泌乳汁，大约在产后第三天开始喝"催乳汤"，但要求低脂；产后第四天，乳腺开始分泌真正的乳汁。

从乳腺分泌乳汁的规律我们知道，喝"催乳汤"不宜过早，也不宜过迟。它既能为初乳过后分泌大量乳汁做好准备，又可使产妇根据下乳情况，随时控制进汤量，乳汁少可多喝，乳汁多可少喝。

（2）产妇的身体状况也是一个参考条件，若是身体健壮、营养好、初乳分泌量较多的产妇，可适当推迟喝汤时间，喝的量也可相对减少，以免乳房过度充盈淤积而不适。如产妇各方面情况都比较差，就吃早，吃的量多些，要根据"耐受力"而定，以免增加胃肠的负担而出现消化不良，走向另一个极端。

（3）分娩后尽早开奶，以刺激乳汁分泌，可每2～3小时哺乳一次，勤喂奶乳汁分泌越多。

祖国医学提倡"药补不如食补"。乳母可以适当饮用猪蹄汤、瘦肉汤、鲜鱼汤、鸡汤等。这些汤富含肌酸、肌酐、嘌呤碱及氮浸出物，少量铁和B族维生素，并有刺激消化液分泌的作用。这些肉汤和鱼汤是不能代替肉类的，主要的营养还保留在肉类，所以乳母一定连汤带肉一起吃，有效补充蛋白质。如果因为喝汤占去胃的容积不能吃饭时，可把喝汤安排在饭前1～2小时，不仅利于产妇体力恢复，而且帮助乳汁分泌。

红糖、红枣、红小豆等红色食品富含铁、钙等，对血色素的提高有利，帮助产妇补血、去寒。鸡蛋蛋白质、氨基酸、矿物质含量高，消化吸收率高。

研究发现：补充营养可使乳量增加，严重营养不良的乳母乳汁的蛋白脂肪低，乳汁质量差。为了改善营养不良的乳母乳汁的质量，应特别注意提高膳食质量，必须选用营养价值较高的食物，营养素供给要全面、足量，热量、蛋白、脂肪应该远远高于普通乳母的标准。

第六节　促进乳汁分泌的食物

乳母常用催乳食物见表7-2。

表7-2　催乳食物

食物	功效
莲藕	莲藕中含有大量的淀粉、维生素和矿物质，营养丰富，清淡爽口，是祛瘀生新的佳蔬良药，能够健脾益胃，润燥养阴，行血化瘀，清热生乳。产妇多吃莲藕，能及早清除腹内积存的淤血，增进食欲，帮助消化，促使乳汁分泌，有助于对新生儿的喂养
木瓜	木瓜果肉厚实细致、香气浓郁、汁水丰多、甜美可口、营养丰富，有"百益水果""水果之皇""万寿瓜"之雅称，木瓜含有木瓜酶、木瓜蛋白酶、凝乳蛋白酶等17种以上的营养物质，有助消化、润滑肌肤、分解体内脂肪的作用。对乳腺发育很有助益，催奶的效果显著，还能淡化斑点。乳汁缺乏的妇女食用能增加乳汁

食物	功效
黄花菜	黄花菜含有蛋白质及矿物质磷、铁、维生素A、维生素C。营养丰富，味道鲜美，尤其适合做汤。中医书籍记载，它有消肿、利尿、解热、止痛、补血、健脑的作用。产褥期容易发生腹部疼痛、小便不利、面色苍白、睡眠不安，多吃黄花菜可消除以上症状
莲子	富含钙、磷可强健骨骼和牙齿，凝血、镇定安神；含铁可预防贫血，含锌能协助抗氧化，可防癌、抗衰老；含有莲心碱能强心，钾能促进多余的钠排出，都对降血压有益；莲子还能养心安神、安胎、防老化
黄豆	豆皮中的黄酮类物质是强力抗氧化剂，大豆中的异黄酮还有双向调节人体雌激素的作用，能够刺激泌乳素的产生
豆制品	豆制品种类繁多，可制成豆腐、豆浆、腐竹、素什锦等，加入催奶汤中味道鲜美，营养丰富
黄豆芽	黄豆芽中含有大量蛋白质、维生素C、纤维素等，蛋白质是生长组织细胞的主要原料，能修复生孩子时损伤的组织，维生素C能增加血管壁的弹性和韧性，防止出血，纤维素能润肠通便，防止产妇发生便秘
海带	海带中含有丰富的膳食纤维和各种维生素、矿物质，热量低，具有排毒、促进代谢，舒缓焦虑情绪的作用。含碘和铁较多，碘是制造甲状腺素的主要原料，铁是制造血细胞的主要原料，产妇多吃海带能增加乳汁中碘的含量。新生儿吃了含碘丰富的乳汁，有利于身体的生长发育，可以防止呆小症。铁是制造红细胞的主要原料，有预防贫血的作用。 海带性寒味咸，具有消痰、软坚散结、清热利尿、消水肿、去脚气病等功效
红豆	中医认为，红豆性平，味甘酸，无毒，有滋补强壮、健脾养胃、利水除湿、清热解毒、通乳汁和补血的功能，特别适合各种水肿病人的食疗。现代研究发现，红豆中含有一种皂甙类物质，能促进通便及排尿，对心脏病或肾病引起的水肿有辅助治疗作用。 红豆尤其适合女性。红豆富含铁质，有补血作用，是女性生理期间的滋补佳品。对于气血壅滞引起的乳房胀痛、乳汁不下者，每天早晚各用红小豆120克煮粥，连吃3～5天即可
坚果	坚果中富含蛋白质、不饱和脂肪酸、钙、铁、锌等矿物质，还有大量维生素，特别适合产妇的营养需求，但由于产后体质虚弱，牙齿不坚，建议磨碎后加入豆浆或米糊中食用。坚果包括核桃、杏仁、松子、芝麻等
花生	花生富含蛋白质和不饱和脂肪酸，有醒脾开胃、理气通乳的作用，煮花生、炖花生，特别是猪蹄炖花生是很好的下奶食品
鸡	鸡是产后乳母最常用的食品，因其具有养五脏、益精髓、补气血、健脾胃、长肌肉等多种功能，含有丰富的蛋白质，而其他营养成分亦较丰富，对于母体复原及乳汁丰沛有良好作用

食物	功效
莴笋	莴笋含有多种营养成分，尤其含矿物质钙、磷、铁较多，能助长骨骼、坚固牙齿。莴笋有清热、利尿、活血、通乳的作用，尤其适合产后少尿及无乳的人食用。 莴笋也是很好的催奶食物。它分叶用和茎用两种，叶用莴笋又名"生菜"，茎用莴笋则称"莴笋"，莴笋性味苦寒，有通乳功效，产妇可以用莴笋烧猪蹄，这种食法不仅减少油腻，清香可口而且比单用猪蹄催乳效果更佳。 生菜也含有各种丰富的营养素。它除铁质外，其他所有营养成分均是叶子比茎含量高，因此，平常吃莴笋时，应连叶子一起吃掉
茭白	茭白作为蔬菜食用，口感甘美，鲜嫩爽口，江南一带，与鲜鱼、莼菜并列为江南三大名菜。不仅好吃，营养丰富，而且含有碳水化合物、蛋白质、维生素B1、维生素B2、维生素C及多种矿物质。 中医认为茭白性味甘冷，有解热毒、防烦渴、利二便和催乳功效。现今多用茭白、猪蹄、通草，同煮食用，有较好的催乳作用。由于茭白性冷，乳母如为脾胃虚寒、大便不实，则不宜多食。另茭白含难溶性草酸钙较多，尿路结石患者也应注意不要吃得太多
黑芝麻	黑芝麻具有补肝肾、益精血、润肠燥的功效。现代药理研究表明，黑芝麻含有多种人体必需的氨基酸，在维生素E、维生素B1的作用参与下，能加速人体的代谢功能；黑芝麻中的铁和维生素E是预防贫血、活化脑细胞、消除血管胆固醇的重要成分
动物肝脏	包括猪肝、鸡肝、鸭肝、鹅肝等。 富含蛋白质可帮助生长发育，维生素A能维护眼睛、皮肤健康；维生素B族能减轻压力、消除疲劳并与铁质一起改善贫血症状，维生素C、维生素Q（辅酶Q）、锌是强力抗氧化剂，并可帮助其他营养素的吸收
米酒	米酒含有10多种氨基酸，其中有8种是必需氨基酸，米酒中赖氨酸含量比葡萄酒高出数倍。米酒具有促进血液循环，补养气血，助消化、健脾养胃、温胃祛寒、滋阴补血、缺乳、腰酸背痛，产妇和乳母常吃尤有益处。 可将米酒与其他动物食材共炖。酒精可祛除食材中的异味、腥味、膻味。还可与肉中脂肪起酯化反应，生成芳香物质，使菜肴增味。 最简单吃法：米酒荷包蛋是产妇滋补佳品
猪蹄	是民间传统的催乳增乳的重要食材，其含有丰富的胶原蛋白，在烹调过程中可转化成明胶，它能结合许多水，从而有效改善机体生理功能和皮肤组织细胞的储水功能，防止皮肤过早褶皱，延缓皮肤衰老

常用的有催乳作用的食物还很多，如豆浆、丝瓜、牛奶等。

第七节 催乳的中药

"补"在中国人的饮食观念里，占有相当重要的地位，一般认为"药补不如食补"。常说食借药力，药助食威。而将中药与食物结合起来的药膳，不但可以改善体质，更具有滋补养生之效。药膳在传统的"坐月子"习俗中，也扮演了相当重要的角色（表7-3）。利用中药的药效，可以让产妇的筋脉气血得到最适当的调养，甚至能将久患的顽疾慢慢调理好。

表7-3 常用通乳的药物

药名	功效及作用说明
漏芦	清热解毒，消痈肿，下乳汁。用于痈疽肿痛，乳痈，乳汁不下，乳房胀痛，排脓等功效与作用
王不留行	王不留行是石竹科植物麦蓝菜的种子。 王不留行味微苦、性平，有活血通经、下乳消痈的功效，主治妇女、、乳腺炎等，同时还是催乳的良药。 各种原因引起的产后奶水缺少，对于气血阻滞经络引起的乳汁不通，通过行血通经，实现催乳的作用。在催乳时，王不留行可以和穿山甲合用，增强疗效
穿山甲粉	具有活血散结的功效；通经下乳；消痈溃坚。主血瘀经闭；症瘕；风湿痹痛；乳汁不下；痈肿；瘰疬等功效。用于血滞经闭，症瘕结块，风湿痹痛、筋脉拘挛等症。穿山甲有较佳的通下乳汁功效，用于产后乳汁不通，可单味为末，黄酒送服。为增强下乳功效，多与王不留行配伍；若产后气血两虚、乳汁稀少，可合益气补血的黄芪、当归等药同用
丝瓜络	祛风活络，利水通经。用于关节痹痛，麻木拘挛，水肿胀满，乳少经闭
路路通	通气下乳，清热利尿，其作用是治乳汁不下
冬葵子	甘寒滑利，具有利水通淋、润肠通便且可下乳的功能。适用于水肿、小便不利、淋涩热痛、大便燥结、乳汁不下等症
通草	有益气固表、敛汗固脱、托疮生肌、利水消肿之功效。用于提高肺与呼吸系统免疫能力的药材。可以用于因免疫力低下导致的虚汗病症，也可以用于补气和增进脾脏功能和代谢能力低下

药名	功效及作用说明
黄芪	黄芪性微温，味甘，具有补虚、益气、止汗之功效。 从体质上来说,黄芪最适合气虚脾湿型的人，这种人往往虚胖、肌肉松软，尤其是腹部肌肉松软。而身体十分干瘦的人则不宜，适用于自汗、盗汗、血痹、浮肿、痈疽不溃或溃久不敛等症
党参	补中益气、补脾益肺，可以治疗各种气虚不足，四肢无力，食欲不振，大便稀溏
当归	性温，味甘辛。归心、肝、脾经。补血、活血、润燥

第八节 常用的催乳食谱及制作

催乳的食材很多，以下常用食谱可选用参考。

一、 初乳阶段食谱

有初乳不多，乳腺还未畅通，可适当饮用清淡汤粥，饮食可参照海洋出版社出版的《家庭母婴护理》中第五章 "产妇的营养与膳食"月子餐第一周食物作参考。重点可选择以下食谱。

(一) 花生大米粥

原料：花生仁连衣50克，低脂鲜牛奶250毫升，大米150克，白糖少许。

制作：先将大米放入锅里煮粥，熟时加入花生仁和低脂鲜牛奶，拌上白糖即成。每天分2次即早午或早晚各1次喝完。

功效：花生仁性平味甘，可以醒脾益气，润肠通便，具有催乳、止血及补血的功效。

(二) 米酒煮鸡蛋

可参照海洋出版社出版的《家庭母婴护理》中第五章 "产妇的营养与膳食"第九节中催乳食疗作参考。

(三) 豆腐红糖水

原料：豆腐250克，红糖、酒酿50克。

制作：

（1）将豆腐切成小骨牌块。

（2）锅置火上，加入适量清水煮沸，把豆腐、红糖、酒酿放入锅内，煮15～20分钟即可食用。

功效：具有养血活血、催乳发奶、清热解毒的作用。妇女产后常食，既能增加乳汁的分泌，又能促进子宫恢复，有利于产后恶露的排除。

（四）鲫鱼炖蛋

原料：鲫鱼2条（约500克），鸡蛋1个，生姜丝5克，精盐6克，植物油15克。

制作：

（1）将鲜活鲫鱼去鳞、腮、内脏，用清水洗净，在鱼身两侧划几道斜刀花。

（2）煲置火上，放入适量清水，旺火烧开，下鲫鱼及精盐5克，烧1分钟左右，连汤盛入碗内，待用。

（3）鸡蛋磕入碗内，加清水125克、精盐1克，搅打均匀，上笼蒸至凝固，取出，随即将鲫鱼放上，浇入煮鱼原汤，撒上姜丝，淋上植物油，再放蒸笼里，上火蒸5～10分钟，即可取出食用。

功效：具有补中益气、利湿通乳的功效。为高蛋白、低脂肪食品。鲫鱼与滋阴润燥、养血息风的鸡蛋共制成菜，具有生精养血、补益脏腑、下乳催奶作用。

（五）花生鸡脚汤

原料：鸡脚10只（约200克），花生50克，黄酒5克，姜片、精盐各3克，味精1克，鸡油10克。

制作：

（1）将鸡脚剪去爪尖，洗净；花生米放入温水中浸半小时，换清水洗净。

（2）锅置火上，加入适量清水，用旺火煮沸，放入鸡脚、花生米、黄酒、姜片，锅加盖，煮2小时，加精盐、再用文火焖煮一会儿，淋上鸡油，即可食用。

功效：此汤含蛋白质、脂肪、糖类、钙、磷、铁、维生素B1、维生素B2、烟酸、维生素C等。具有养血催乳、活血止血、强筋健骨的功效。妇女产后食用，能促进乳汁分泌，有利于子宫恢复，促进恶露排出，防止产后出血。

（六）萝卜鲢鱼汤

原料：鲢鱼500克，萝卜250克，米酒、精盐、葱、姜、白糖、花生油各适量。

制作：将萝卜洗净，切成薄片。将鲢鱼去鳞、鳃、内脏后，洗净。葱、姜洗净，葱切成段，姜切成片。净锅上火，放入花生油烧热，下入鲢鱼稍煎，再加入料酒、精盐、糖、萝卜片、葱、姜，再注入适量清水，烧煮至鱼肉熟烂入味，出锅即成。

功效：此汤内含蛋白质、脂肪、糖类、钙、磷、铁、维生素等成分。可利水消肿、减肥通乳、润肤泽肤、清热消渴，产妇常食，能通乳增乳、减肥和润肤，更加健美。

（七）粥类

品种很多，如赤豆粥、淮药粥、鸡汁粥、桂圆粥、红枣花生粥等，在整个哺乳期，都可经常食用。

二、过渡乳阶段食谱

如乳汁量不够，或体质较差、可采用补气血药膳煲汤，注意不可过于油腻，避免乳腺堵塞。催乳时，一定要在乳腺管畅通，无硬结时进行。

（一）当归莲藕炖排骨

原料：排骨1 000克，莲藕 500克，当归15克、黄芪30克、薏仁30克、枸杞15克、通草30克，姜、葱、盐、米酒少许。

制作：

（1）将排骨冷水下锅氽去血沫杂质，氽好的骨头最好用热水或温水清洗，避免肉因为骤热骤冷而不容易煮烂。

（2）氽好的排骨捞出。

（3）藕去皮后切成块状。

（4）砂锅内放水烧开后加入氽烫好的排骨、姜、葱、米酒；为保证口感，煮汤要一次性加足水。

（5）排骨汤煮开后加入莲藕，依次加入各味中药。

（6）所有食材放入砂锅内焖煮2～3小时，以骨酥肉烂时为准，放少许盐即成。分几天食肉喝汤。

适应人群：气血不足、乳汁少的乳母。

（二）红杞鲫鱼冬瓜汤

原料：鲫鱼500克，枸杞子15克，冬瓜、葱、姜、盐少许。

制作：

（1）认真清洗鲫鱼，将葱姜改刀、冬瓜切小片。

（2）鲫鱼与枸杞子同下冷水锅，大火烧开，加葱姜，后改小火慢炖；

（3）当汤汁颜色呈奶白色时入冬瓜，调味，稍煮即可。

功效：鲫鱼汤是补气血、通乳汁的传统食疗方，也可以鲤鱼、鲢鱼替代；冬瓜具有利水作用，同样利于乳汁分泌。不可只饮鲜汤而不食鱼肉。要知道，鱼肉中的蛋白质是乳汁分泌所必需的营养。

（三）乌鸡白凤汤

原料：乌鸡1只，白凤尾菇50克，米酒、葱段、姜片、盐少许。

制作：

（1）先将鸡洗净，切成小块，在锅里加清水、姜片煮沸。

（2）放入鸡块、黄酒、葱段，用慢火熬煮至鸡肉熟烂。

（3）在鸡汤中放入白凤尾菇、味精及少许盐（有淡淡的盐味即可），调味后沸煮3分钟即成。

功效：乌鸡具有较强的滋补肝肾的作用，经常食用本汤对乳母有很好的增乳作用。

（四）人参肘子汤

可参照海洋出版社出版的《家庭母婴护理》中第五章"产妇的营养与膳食"第九节催乳食疗中人参肘子汤。

（五）猪蹄系列

常用的有大枣煮猪蹄、猪蹄炖丝瓜豆腐、猪蹄炖豆腐香菇。由于篇幅所限，本书只介绍大枣煮猪蹄的做法。

原料：猪蹄500克，大红枣30克，花生米30克，生姜、葱、花生油、盐、米酒、清汤适量。

制作：

（1）猪蹄洗净砍成块，大红枣、花生米用水泡透，生姜去皮切片，葱切段。

（2）锅内加水适量，烧开，放猪蹄，撇净血水，倒出。

（3）将油倒入锅中，放入姜片、猪蹄块，淋入绍酒爆炒片刻，加入清汤、大红枣、花生米、葱段，用中火炖煮片刻后改为小火慢炖至熟。

功效：猪蹄性微咸、平，补血通乳；大枣补血；丝瓜具有清热利肠、凉血解毒、有通经络、行血脉、下乳汁的作用。豆腐具有益气和中、生津润燥、清热解毒的作用，可治疗妇女乳汁不通等症。

此系列有猪蹄、红枣、花生米、丝瓜、豆腐与香菇等食材，具有益气生血、养筋健骨、通络下乳、行气散结，具有良好的生乳作用；对于乳络不通、胀乳汁少，或乳胀生结、疼痛乳少、乳房微热者，有通利行乳、散结止痛、清热除淤的作用，能促进乳汁通利，防止乳腺炎的发生。

（六）冬菇鸡翅

材料：鸡翅10只，水发冬菇10个，清鸡汤750克，红葡萄酒100克，酱油、精盐、白糖、葱、姜各适量。

制作：

（1）将鸡翅的翅尖剁掉，用酱油、料酒腌渍片刻；冬菇去蒂洗净，切片；葱切成7厘米长的段。

（2）炒锅置火上，放入花生油烧至七成热时，放入鸡翅，炸至金黄色时捞出沥油。

（3）炒锅置火上，放入花生油烧热，放入葱、姜煸香，倒入鸡翅，加红葡萄酒、酱油稍煸上色，加入鸡汤、味精、盐，大火烧开，盛入砂锅内，用小火焖熟。

（4）炒锅置火上，放少许油，下葱段、冬菇煸一下，倒入砂锅中，把余下的葡萄酒也倒入砂锅内，用小火焖20分钟即可。

功效：此菜富含蛋白质、碳水化合物和钙、锌及多种维生素，其中，胶原蛋白质的含量尤其丰富。

三、成熟乳阶段食谱

母乳喂养半个月后，进入成熟乳阶段，如乳汁量仍不很充足，母体仍气血亏虚，可加药膳食疗调理。

一般催乳组方中药有黄芪、当归、王不留行、漏芦、通草、党参、川芎、穿山甲、丝瓜络、甘草等。

如果乳母的乳房软而不胀，可将党参、黄芪各加至30克；乳房发胀触硬者：将川芎、穿山甲、王不留行、通草及漏芦均加至10克；兼纳差、脘痞者，加焦三仙各6克，莱菔子6克。

（一）药膳猪蹄催乳汤

原料：王不留行15克、穿山甲粉10克、当归10克、川芎15克、通草15克，用纱布包好；猪蹄2只，葱、姜、米酒、盐少许。

制作：猪蹄2只，洗净砍块，置入冷水余开，撇净血水倒出，加水，加入葱、姜、米酒等。先大火煮1小时，再置入中药纱包，慢火煮1小时。蹄熟烂即成，加盐。食蹄喝汤，分两天喝完，连服3～5天即可见效。

功效：对于许多产后缺乳少乳的妇女都很有效果。

（二）药膳蹄筋黄豆汤

原料：猪蹄筋200克，黄豆100克，葱姜盐、米酒适量，党参、黄芪各30克，当归、路路通各15克，柴胡、青皮、陈皮、王不留行各12克，香附15克，穿山甲、通草、漏芦各10克。

制作：

（1）将黄豆用清水浸泡3小时；猪蹄筋洗净；各味中药用纱布包好。

（2）将各种食材和中药放入盛水的炖锅，加入姜、葱、料酒炖至豆熟蹄筋烂，加盐调味即成。

用法：每日1次，食筋豆喝汤，连服3天。

功效：本汤补血通乳，清热利尿，解毒疗疮，适用于气血不足引起的乳房平坦不丰，产后乳汁不足，或乳腺不通以致乳腺炎症、乳痛等病症。

（三）阿胶大枣羹

原料：阿胶250克，大枣1000克，核桃500克，冰糖500克。

制作：

（1）将核桃去皮留仁，捣烂备用。

（2）将大枣洗净，加适量水放入锅内煮烂，滤去皮核，置入一锅中，加冰糖、核桃仁用文火同炖。

（3）将阿胶放入碗中蒸化后，倒入炖大枣、核桃仁的锅内，共同熬煮成羹即可。产后每日早晨服2～3汤匙。

功效：有益气固摄、养血止血作用。可用于防治产后气虚补气血，防缺铁，有促乳作用。

（四）黄芪炖乌鸡

原料：乌鸡1只（750克左右），黄芪30克，枸杞15克，红枣10个，生姜2片、盐、米酒适量。

制作：

（1）黄芪、枸杞、姜片放滤袋内，乌鸡洗净，余烫、冲凉、切块。

（2）药材滤袋、乌鸡与红枣一起放锅内。加入清水，小火炖焖1小时后加盐、米酒即可食用。

功效：此汤适用产后体虚、面色萎黄、乳汁过少、易出虚汗等症。需要注意的是，黄芪炖鸡汤宜在产后5～7天后食用，连服3天。

本章小结

乳母需要摄入营养丰富的食物，尤其是含优质蛋白、亚麻酸、钙铁锌碘等营养素；并且要注意自己体重变化，摄入的热能与耗能要平衡。摄入粮、肉、菜、蛋、水果等几大类食物不可偏食，每一类食物都有它的营养特点，不可互相取代。

乳母掌握好催乳时机，在初乳、过渡乳阶段，可适当低脂多汤饮；在乳腺畅通时，可进行催乳。乳母乳汁量的多少，与多种因素有关。如精神，睡眠、饮食等。如产妇身体虚弱造成缺乳，就要从补肝肾入手；如缺乳是由营养不良造成的，就要从调理脾胃功能着手，增加营养；如气血不足则选用补气血的药材加入煲汤 。

乳母不仅在选食材中要注意凉性、热性食物搭配合理，清虚热，保持体内的阴阳平衡，而保持心情愉快，睡眠充足，则是保证乳汁充足必要条件。

思考题

1. 钙、铁及亚麻酸对乳母有何重要意义？

2. 乳母每日需要多少热量为宜？

3. 乳母营养原则是什么？

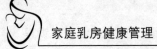

4. 乳汁分泌三个阶段有何特点?

5. 如何掌握催乳时机?

6. 气血亏虚而母乳分泌不足时，采用何种药膳较好?

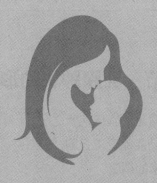

第八章

常见的乳房疾病及处理方法

第一节　乳腺肿块的形成

乳房肿块是乳腺疾病最常见的临床症状之一，因乳腺是体内多种内分泌激素的靶器官，其发育和生理功能除受下丘脑-脑垂体-卵巢轴的影响外，还受中枢神经系统及多种内分泌激素的调节。

一般女性乳房的疾病包括炎症、增生、外伤、肿瘤、先天结构畸形、发育异常等疾病。患者常以乳房疼痛、摸到肿块或因乳头溢液而就诊。对于乳腺疾病应预防当先，及时纠正内分泌紊乱，远离乳腺疾病。

一、原因

内分泌紊乱是乳腺疾病的主要原因。

（1）心情抑郁或恼怒、工作压力大、生活不规律、精神受到打击、饮食结构不良、多次人工流产、抗衰老化妆品的使用等等都会造成内分泌紊乱。

（2）内分泌的紊乱使乳腺实质和间质发生不同程度的增生及复旧不全，而形成乳腺结构不良，即乳腺增生。

（3）乳腺组织局部对雌激素敏感性增高，乳房中纤维组织和腺管上皮增生即出现肿块形成乳腺纤维瘤。

（4）乳腺上皮组织如发生基因突变，细胞无序无限制的增生，并侵蚀破坏周围的正常组织则形成乳腺癌。

二、分类

乳房肿块可分为生理性和病理性两类。

（1）生理性：即受内分泌系统调节，乳房呈周期性变化，形成的肿块或结节可自行消退。

（2）病理性：因内分泌紊乱的影响，增生的组织发生数量和形态的改变，无周期性变化，肿块持久存在，可发生癌变。可见增生性肿块、炎症肿块、良、恶性肿瘤及外伤。

三、临床表现

不同部位不同原因引起的乳腺肿块其临床表现各不相同，但都有各自的临床特征。

（1）增生性肿块常有周期性胀痛，肿块质地柔软，常为多发性，有轻度的触痛，月经前期明显。月经来潮后疼痛症状减轻或消失，肿块亦可变小、变软。经药物或对症治疗后，有不同程度的好转。

（2）炎性肿块常常伴有乳房的较剧烈疼痛，肿块局部可有红、肿、热、痛等炎性反应。如治疗不及时，肿块可化脓破溃。患者常有发烧、头痛、寒战等症状。化验多有白细胞增高。

（3）良性、恶性的肿块，疼痛不明显或无疼痛感，无明显的周期性变化。但良性肿块和恶性肿块无论从肿块的形态、质地还是活动度、生长速率都有着不同表现。①良性肿块质地常为韧性、囊性，肿块边界清，活动度好。常见的良性肿块有乳腺增生、乳腺纤维瘤、乳腺脂肪瘤、积乳囊肿、导管内乳头状瘤、汗腺腺瘤等。②恶性肿块质地硬，边界不清，形态不规则，肿块不活动。早期因往往无痛，故常常被忽视。恶性肿块晚期时，可伴有一些典型的临床症状。如乳头指向的改变或内陷、乳房皮肤出现酒窝征、橘皮样改变等。

因此良性、恶性的肿块，需通过触诊、临床各种辅助检查或病理切片检查加以鉴别。

第二节　急性乳腺炎

急性乳腺炎是指乳腺的急性化脓性感染，多为金黄色葡萄球菌感染。当机体免疫力下降时，感染易扩散形成脓肿，常见于初产妇，发生在产后3～4周。是哺乳期的常见疾病，是产后发热的原因之一。

一、病因

急性乳腺炎的病因主要有以下两点。

（1）细菌感染。由于乳头皮肤损伤、皲裂、糜烂、溃疡或因婴儿口腔有炎症，细菌会沿着乳腺导管或淋巴管侵入，而导致乳腺炎症发生，继而还可以扩散至乳腺间质引起化脓性感染。其致病菌多为金黄色葡萄球菌。

（2）乳汁淤积。因乳头内陷、发育畸形、产前没有及时的矫正造成婴儿吸吮困难，或乳汁分泌过多，乳管不通而使乳汁排出不畅导致乳汁淤积，亦可因乳管炎症或肿块等压迫造成乳管通而不畅。乳汁淤积有利于细菌生长繁殖，可加重乳腺炎，促使乳腺脓肿形成。

二、临床表现

急性乳腺炎的临床表现在各个不同时期有所不同。

（1）急性单纯性乳腺炎：初期仅有乳房胀疼，局部皮温高，出现边界不清的结节，有压痛。

（2）急性化脓性乳腺炎：乳房局部出现红、肿、热、痛，如图8-1、图8-2所示。肿块明显且硬，触痛加重。患者伴有高热、寒战、头痛、无力、脉搏加快等全身症状。患侧腋下淋巴结肿大，严重时可合并败血症。白细胞计数明显增高。

（3）乳腺脓肿形成期：以上症状加重，肿块有波动感，局部组织坏死、液化、大小不等的感染灶相互融合形成脓肿。深部的脓肿波动感往往不明显，但压疼明显。

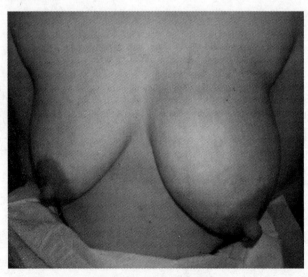

图8-1　左侧急性乳腺炎

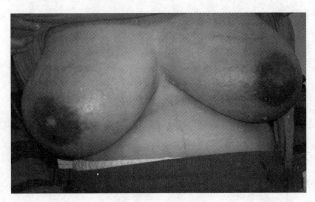

图8-2　双侧乳腺炎

三、处理方法

(一) 治疗

(1) 炎症初期可冷、热湿敷局部。增加哺乳次数，疏通乳腺管，排空双乳，避免乳汁淤积。

(2) 急性化脓期需消炎治疗，多采用青霉素、头孢类抗生素。同时积极治疗婴儿口腔炎。

(3) 如脓肿形成，则需穿刺或切开引流（图8-3）。

(4) 物理治疗，可改善局部血液循环，促进乳腺组织水肿吸收，活血通络，软坚散结，迅速缓解症状。

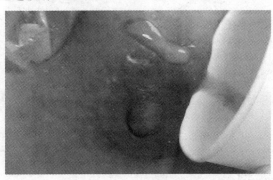

图8-3　乳腺脓肿

(二) 预防

(1) 在产前，应积极纠正乳头畸形，注意乳房卫生，防止乳头皲裂。

(2) 产后加强营养，注意休息，提高免疫力。

（3）哺乳期保持双乳通畅，防止乳汁淤积。

（4）要注意婴儿口腔卫生，发现问题积极治疗。

第三节　乳头的常见问题

一、乳头敏感

哺乳是一个自然过程，母乳喂养初期，出现乳头敏感或不适是正常的，无需治疗。如果疼痛较重，可使用纯羊脂膏，以缓解乳头敏感或疼痛。

喷乳反射也会有持续几秒的轻微刺痛，亦属正常反应。

但乳头的疼痛，也会使部分乳母精神紧张，对哺乳产生畏惧心理。从而减少了哺乳的次数和频率，这样容易使乳房无法得到有效的排空，致使乳汁分泌减少。没有充足的乳汁，宝宝得不到满足而烦躁哭闹，妈妈因心疼宝宝只好添加奶粉。因此，乳头疼痛是妈妈们放弃母乳喂养最常见的原因之一（图8-4）。

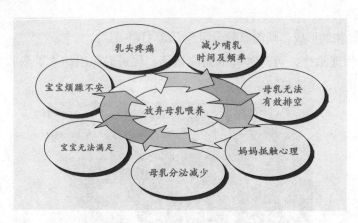

图8-4　放弃母乳喂养的原因

二、乳头皲裂

1. 临床表现

乳头红肿表面出现裂口、溃疡、出血（图8-5）。哺乳时主妇会感觉剧烈疼痛。

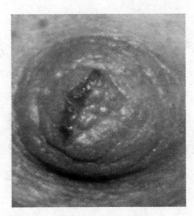

图8-5　乳头皲裂

2. 原因

多因乳头发育不良或先天畸形，婴儿衔乳不正确是导致乳头皲裂的重要原因。

3. 处理方法

（1）乳头轻度皲裂时，哺乳后用干净的毛巾轻轻地把乳头拭干，涂上纯羊毛脂膏或挤出乳汁涂在乳头上。

（2）乳头皲裂较重时，可佩带乳盾哺乳。

（3）乳头有溃疡时，应消毒创面后涂抹红霉素软膏。哺乳时先用温水擦洗乳头后再哺乳。

（4）采取正确的哺乳姿势，夜间不要让宝宝含着乳头睡觉。

4. 预防

（1）孕前积极纠正乳头畸形。如有乳头扁平或乳头凹陷可在孕32周开始佩戴乳头矫正器，孕37周后每晚可牵拉、按摩乳头5～10分钟。

（2）哺乳时让孩子的身体与妈妈的胸部贴近，把大部分乳晕塞进婴儿的嘴里。

（3）哺乳完毕后切勿从婴儿口里强行拉出乳头。应用手指打断吮吸或用手指轻压婴儿的下颏，然后轻轻取出乳头。

（4）每次哺乳之后可挤几滴乳汁，均匀地涂在乳头上，待干燥后可形成一种保护膜起到保护乳头的作用。

（5）使用棉制乳罩垫，一旦弄湿要及时更换。不要用肥皂或是洗发液搓洗乳头。

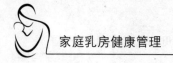

第四节 乳房胀奶与乳汁减少

一、胀奶

1. 生理性胀奶

生理性胀奶一般出现在产后2～4天，常发生于双侧乳房，偶尔出现温度升高，乳房由软变硬，极少不舒服，乳房没有触痛，体温不超过38℃，妈妈感觉尚好。

2. 病理性胀奶

病理性胀奶一般出现在产后4～10天，双侧乳房温度升高，普遍出现疼痛，乳房坚硬，普遍触痛敏感，体温可超过38℃，妈妈感觉乳房疼痛不适。

3. 处理方法

哺乳前，可先进行15分钟热敷、按摩（环状，放射状，重点部位）。然后用15分钟哺乳。如果宝宝此时不想吸奶，则用吸奶器吸出乳汁。哺乳结束后再进行15分钟冷敷，以缓解疼痛。

二、乳汁减少

1. 原因

（1）出现乳汁减少的原因主要有平时体质虚弱，分娩时失血过多造成气血亏虚，以致泌乳减少。

（2）分娩后未及时哺乳，对乳腺刺激过少；乳腺管堵塞或不畅通。

（3）服用了不正确的补养品。

（4）精神因素，产后抑郁，饮食不佳，睡眠差。

2. 处理方法

（1）调整心态，加强营养，注意休息。

（2）勤吸吮，增加婴儿吸吮次数，每天8～12次。

（3）采取正确的哺乳姿势，不轻易使用配方奶和安抚奶嘴。

（4）摄入催奶营养汤类食物，必要时服用促泌乳药物及中草药。

（5）手法按摩乳房穴位，疏通乳腺导管。配合使用乳腺治疗仪可收到理想的效果。

第五节　乳腺增生

乳腺增生是女性最常见的乳房疾病，其发病率占乳腺疾病的首位。可发生于女性青年期后至绝经期的任何年龄组，多见于25～40岁女性。

一、病因

多因卵巢内分泌紊乱，雌激素分泌过多，孕酮分泌相对减少，而引起乳腺小叶增生及复旧不全。又称乳腺结构不良。

二、临床表现及诊断

1. 乳房疼痛

以周期性疼痛为特点，常为一侧或双侧乳房胀痛或刺痛。疼痛可向腋窝或肩部放射，还有部分人表现为乳头疼痛或刺痒。月经前7～10天明显，月经来潮后症状减轻或消失。疼痛亦可随情绪变化、劳累、天气变化而波动。

2. 乳房结节

乳房一侧或双侧可触到结节，结节多为片状、条状、颗粒状。可为单个或多个，边界不明显，结节质地中度或稍硬有压痛，以乳房外上象限多见，常呈对称性。结节在月经前期可增大变硬，月经后结节缩小变软。

3. 愈后

该病可不治自愈，亦可经常反复，哺乳时症状自行消失。

根据症状，通过乳房触诊，彩超或钼靶检查即可做出诊断。但须与乳腺癌肿块和乳腺脂肪坏死等疾病加以鉴别。

三、防治

1. 治疗

可根据病情程度选择中药治疗、理疗、激素疗法。

2. 预防

（1）保持良好的心态，少生气，不发脾气。

（2）养成规律的生活及饮食习惯。

（3）保护肝脏，减少雌激素的摄入。因肝脏有灭活体内过多雌激素的作用，如肝功能异常这种灭活功能就减退或丧失，从而导致过多的雌激素刺激乳房，引发乳腺疾病。

（4）避免多次人流，鼓励母乳喂养。每次妊娠乳房都会受激素的影响发生相应的变化，突然人流终止妊娠，乳房因不能马上适应体内激素的骤变而发生乳腺结构复旧不全。

哺乳期因催乳素对卵巢的抑制，使雌激素分泌减少，对乳腺起到保护作用，乳腺疾病的发生率也有所降低，故提倡母乳喂养，对母亲和孩子都是有好处的。

（5）定期自检和体检。

第六节 乳腺囊性增生

一、特征

乳腺囊性增生是病理性的，以乳腺小叶小导管及末梢导管高度扩张而形成的囊肿为主要特征。因易与不典型增生共存，组织学改变不可逆，故有恶变的危险，恶变率3%~4%，应视为"癌前病变"。

二、临床特点

乳房出现多种多样和大小不一的囊性肿块，周期性地疼痛，偶见乳头溢液是乳腺囊性增生的特点。一般开始于30~34岁之间，40~49岁为发病高峰，青年女性少见。

核磁共振、针吸细胞学检查对诊断有意义。

三、防治

（1）西医治疗以手术为主，辅以内分泌治疗。

（2）中医以疏肝理气，化痰散结，活血化瘀，调摄冲任为主。

（3）纠正内分泌失调，控制脂肪类物摄入。避免不良精神刺激，定期复查。

第七节　乳腺纤维瘤

一、发病率

乳腺纤维瘤属良性肿瘤，一般生长缓慢。好发于18～25岁的青年女性，成年妇女中的发病率为9.3%，初潮前及绝经后妇女少见。乳腺纤维瘤病变多见于40岁以上的患者，尤以绝经期和绝经后妇女恶变危险性高。

二、病因

（1）性激素水平失调，雌激素过度刺激导致乳腺管上皮和间质成分异常增生，形成肿瘤。

（2）乳腺局部组织对雌激素过度敏感。

（3）饮食因素，如高脂、高糖饮食。

（4）遗传倾向。

三、临床特点

（1）肿块呈圆形或椭圆形，边界清，表面光滑，质韧，无触痛，活动度好，与周围组织及皮肤无粘连。

（2）腋窝淋巴结不肿大。

四、治疗原则

（1）乳腺纤维瘤的直径超过2厘米，原则上建议手术切除。

（2）对年轻未婚的女性，可先观察，保守治疗，定期复查。

（3）对已婚尚未怀孕者，宜在怀孕前手术切除。

（4）如妊娠后发现肿瘤，且增长迅速，宜在孕3～6个月之间手术切除。

（5）如发现肿物增长过快，则应尽早手术切除。

五、 手术方法的选择

1. 微创手术

手术损伤小、美观、无疤痕，但限于肿物直径在2.5厘米以下，需在超声引导下手术，否则易残留、复发。

2. 传统手术

适用于任何部位的肿物。特别是肿瘤较大的患者，在直视下手术切除肿物较彻底、干净，复发率相对较低。缺点是易留疤痕。

第八节　乳头溢液

乳腺良、恶性疾病均可出现乳头溢液，是乳腺疾病的常见症状之一。乳头溢液有多种原因，可分为生理性和病理性。在以乳头溢液就诊的患者中良性病变占大多数。

一、分类

（1）生理性：双侧乳头溢液可见于妊娠和哺乳期的泌乳，也有断奶后一年内仍有少量乳汁分泌。少数妇女性生活后因乳房血管高度充血、胀大、乳头勃起、可出现短时间溢乳；部分更年期妇女也会因内分泌紊乱有少许溢乳。药物性、全身良性疾病或乳腺增生症时，也可出现双乳多孔溢液，但多为挤压后溢液。

（2）病理性：最常见的是乳管内乳头状瘤。还有乳腺导管扩张症、乳腺囊性增生症和乳腺癌。

二、特征

（1）单侧单孔浆液性或血性乳头溢液，是导管内乳头状瘤的主要特征。

（2）自发性、单侧、单孔、血性、水性或脓性乳头溢液要警惕乳腺癌。

（3）浅灰色或棕色的乳头溢液常见乳腺导管扩张症。

（4）黄绿色、棕色或无色的浆液性常见乳腺囊性增生。

三、检查

（1）细胞学检查、乳管内镜检查、乳管造影等（可区分良性、恶性）。

（2）彩超、钼靶作为辅助检查。

（3）平时要注意观察胸罩内是否有液体痕迹。

（4）选择适当的检查方法是对乳头溢液作出正确临床诊断的重要因素。

第九节　乳腺癌

一、发病率

乳腺癌是妇女常见的恶性肿瘤，已成为威胁妇女健康的主要原因。全世界每年约有120万妇女患乳腺癌，50万妇女死于乳腺癌。发病率每年呈上升趋势。2010年新发病例达到了140万。

据北京市卫生局统计，乳腺癌发病居北京市女性恶性肿瘤的第一位。平均年增长率为8.49%，现在发病率已达51.5例/10万。10年上升了107.91%。每新增加10例癌症患者中就有2例是乳腺癌，且呈年轻化趋势。 世界卫生组织确认乳腺癌是可以通过普查，早诊断、早治疗降低死亡率的。

二、临床表现

1. 肿块

多位于外上象限，单个，质硬，形态不规则，表面不光滑，边界不清，活动度差。一般无疼痛感。如伴有乳腺囊性增生，可有周期性疼痛。

2. 乳房皮肤改变

当乳腺癌侵及乳腺间的乳房悬韧带，使之缩短并牵拉皮肤或与皮肤粘连，而使皮肤局部凹陷如同酒窝，即出现"酒窝征"。当癌细胞阻塞了皮下淋巴管，造成皮肤水肿，但毛囊又不能随之肿胀而深陷，因此皮肤出现"橘皮样变"（图8-6）。因乳腺癌在局部扩散，结节分布在病变周围的皮肤时即出现"卫星结节"。

3. 乳头乳晕改变

肿瘤在乳头下方乳头就可回缩、凹陷（图8-7）。如肿瘤在乳腺导管旁，导管及纤维组织挛缩时，乳头便向瘤侧偏移。乳头上皮增厚、瘙痒、脱屑、渗液，进而出现糜烂。糜烂面反复结痂、脱落，乳晕皮肤出现红色肉芽，乳头可慢慢变平最后消失，这是乳腺湿疹样癌的典型表现。

4. 乳头溢液

一般为单侧、单孔、自发性或间歇性的。以浆液性、血性为多。

5. 腋下淋巴结肿大

随着病情发展腋下淋巴结可由单个变为多个，逐渐由散在可推动的融合固定。由于肿大的淋巴结压迫上肢静脉，使上肢静脉及淋巴回流受阻而引起上肢水肿。

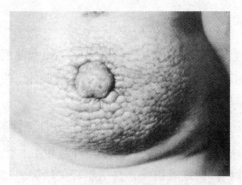

图8-6　乳腺癌所致橘皮样变

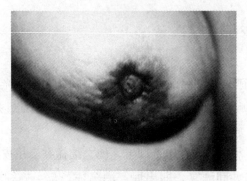

图8-7　乳腺癌所致的乳头凹陷

三、乳腺癌的三级预防

一级预防：病因预防。目标是防止癌症的发生。

二级预防：临床前期预防。目标是防止初发疾病的发展。

三级预防：临床期或康复性预防。目标是防止肿瘤病情恶化，防止残疾。

通过有经验的医生触诊＋乳腺彩超＋钼靶检查，乳腺癌的检出率可提高到96%。乳腺癌是可防可治的。关键是早发现、早诊断、早治疗。

四、注意事项

(1) 过度紧张、忧虑、悲伤会加重内分泌失调，因此应保持心情舒畅。

(2) 生活规律，劳逸结合，可增强自身免疫力。

(3) 忌食辛辣刺激、油炸、高脂、高糖食品，防止肥胖。

(4) 勿用含雌激素的化妆品,勿食含雌激素的保健品。

(5) 有和谐的性生活，能调节内分泌，增加对乳腺的保护力度。

(6) 坚持母乳喂养，哺乳期孕激素分泌充足，能有效保护和修复乳腺。

五、防癌食品

1. 蔬菜类

菜花、卷心菜、大白菜等含有吲哚三甲醇的化合物，具有降解女性体内活性雌激素的作用，可预防乳腺癌。

2. 大豆类

如豆腐、豆奶、豆浆等。含有丰富的植物雌激素能有效地抑制体内雌激素的产生。

3. 海藻类

如海带、紫菜、裙带菜等。含有大量的碘，可刺激垂体分泌黄体生成素，促进卵巢黄体化，降低雌激素水平，达到防癌的目的。

4. 红薯

红薯中含有抗癌物质去氢表雄酮，可抑制乳腺癌的生长。

第十节 几种回奶的方法

一、自然回奶

指产后母乳喂养10个月至1年后正常的自然断奶。一般在计划断奶前，可先逐渐拉长两次喂奶间隔的时间，减少喂奶次数，缩短每次哺乳时间。同时少喝汤类及下奶食物，使乳汁逐渐减少，直致全无。这种回奶的方法无需用药，不会发生乳房明显的胀痛，乳母不会太痛苦，但需要有个过程，这也是我们所提倡的回奶方法。

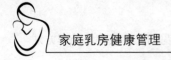

二、人工回奶

指服用各种回奶药物使乳汁分泌减少，而达到回奶的目的。一般有以下四种方法。

1. 口服或注射雌激素类药物

乙烯雌酚：一日3次（5毫克/片），连服5天。

苯甲酸雌二醇：肌肉注射2毫克，1日2次连用3～5天。

以上两种药均为处方药，通过对抗、抑制催乳素的作用而达到回奶。有心功能不全、癫痫、糖尿病、肝肾功能障碍、精神抑郁的慎用；有高血压、血栓性静脉炎和肺栓塞病史的禁用。具体计量和使用方法，应根据有处方权的医生所开处方。

2. 口服降低泌乳素的药

甲磺酸溴隐亭：一日2次，每次2.5毫克。连服14天。此药为处方药，可降低催乳素的分泌，回奶效果显著，但副作用较多，需详细阅读说明书，在医生指导下使用。

维生素B6：每次200毫克（20片），1日3次连服3天。此药为非处方药，主要是通过促进脑内多巴胺的生成，从而激活多巴胺受体，以减少垂体分泌催乳素。每次服用的药量较大，回奶稍慢，但副作用少。如同乙烯雌酚一起服用则剂量可减半，效果较好，还可减少乙烯雌酚的副作用。

3. 口服或外敷中药

炒麦芽120克加水煎汤，分3次温服或泡水代茶饮。

芒硝60克装布袋外敷双乳，每日3～4次。

4. 针灸

光明：位于外踝直上5寸。

足临泣：位于足背外侧第4趾关节的后方。

本章小结

乳腺的常见疾病都与内分泌紊乱有关，临床上最常见的乳腺疾病有乳腺增生、乳腺炎、乳头皲裂、乳腺纤维瘤等。要做好乳房健康管理，必须了解常见乳腺疾病的发病原因及简单的处理方法。当我们对某种疾病的原因和特征有所了解后，就能针对其病因采取预防措施，提高机体免疫力，降低发病率。本章介绍的各种乳腺常见病的解决方法，在护理产妇时是非常实用的。

思考题

1. 乳腺发生疾病的主要原因是什么？
2. 乳腺炎的病因及预防措施。
3. 乳头皲裂的处理方法。
4. 乳腺增生的预防。
5. 乳头溢液的特征。
6. 母乳减少的解决方案。
7. 乳腺癌三级预防的内容。
8. 怎样自然回奶？

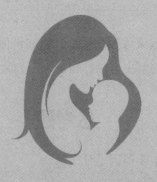

第九章

哺乳后自然美胸与塑形

学习目的

- 学习了解美胸的标准
- 在哺乳后正确的通过各种方法，使产后
  女性依然具有自然美丽的胸形

很多女士在哺乳结束后通常不到一年就面临一个烦恼，之前还饱满的乳房开始下垂，并不断地萎缩变小，变得松软没有弹性。如何才能恢复之前的魅力是所有产后女性应关注的问题。标准胸型应该丰满、坚挺、均匀对称、乳房柔软有弹性。

第一节　乳房变小的原因

哺乳期由于大量的泌乳素和孕激素作用，使乳腺腺泡增多，脂肪含量增加，乳房丰满。

而断奶后，激素水平下降，乳腺腺体慢慢地处于沉寂状态，腺体开始萎缩，腺泡塌陷、消失。结缔组织重新取代脂肪组织，乳房萎缩变小失去弹性。

另外，大多数妇女哺乳期身体消耗较大，使体内储备的脂肪大量消耗，乳房脂肪大量流失，形体消瘦，再加上不注意哺乳期乳房保健，便造成乳房缩小。

第二节　如何避免乳房变形

一、怀孕时注意乳房皮肤不要过度撑大

不正确的哺乳方式，确实会导致产后妇女的乳房下垂、变形。但不哺乳的妇女，在生产后如果不注意乳房锻炼，也同样会出现萎缩、下垂的情况。

女性在怀孕后，体内的性激素水平升高，导致乳房明显增大，从而为哺乳做准备。此时，乳房表面的皮肤已经被撑大了。而分娩后，女性体内的性激素水平会随之降低，胸部的脂肪和各类组织也会减少，因此已被撑大的乳房表皮就会在内容物减少的情况下变得松弛，失去了孕前的紧致饱满。

二、采用母乳喂养方式

(一) 正确的母乳喂养方式

为了保证母乳充足、乳管通畅，产妇要保持愉快的心情，加强营养，多喝汤、多休息。树立母乳喂养的信心，产后要尽量早开奶。一般在产后半小

时，产科的医护人员就会把婴儿放到妈妈身边，让婴儿吸吮，这样乳汁才会较快分泌。

不正确的喂奶姿势，是导致乳房变形的一个重要原因。哺乳时妈妈体位要舒适，全身的肌肉要放松，一般采用坐位哺乳较好。剖宫产的产妇，也可采用侧卧或仰卧位进行哺乳。喂奶时，母亲用手臂抱起婴儿，用一手掌托住婴儿臀部，使婴儿的面部朝向母亲胸部。同时将婴儿的整个身体紧贴母亲身体，形成一条直线。用另一手四指并拢，拇指分开，手掌呈"C"形张开，托起整个乳房，送给婴儿。

每次哺喂时，先将乳头触及婴儿口唇，诱发觅食反射。当婴儿张大嘴，舌向下的一瞬间，迅速将乳头放入婴儿口内，使其含住整个乳头和大部分乳晕，进行有效地吸吮。如果婴儿的吸吮和含接不好，经常地牵拉乳头，使乳房悬韧带松弛，会导致乳房下垂。

还有些产妇哺乳期结束后发现自己的乳房不对称，也是由于没养成良好的喂养方式造成的。在哺乳时要两侧乳房轮流喂，这样才能避免两侧乳房不对称。

（二）喂奶后的乳房按摩

对缓解乳房变形也很重要。可经常用温水冲洗乳房，增强乳房的血液循环。也可以在洗澡后，用干毛巾包住乳房，轻轻按摩，增加乳头柔韧性。

（三）预防乳腺炎

产妇在哺乳期内，要按需哺乳。如果出现奶胀，一定要设法把奶汁挤出来，排空双乳，否则乳汁淤积，乳腺管堵塞，就容易导致乳腺炎。

三、选择合适文胸并正确穿戴

1. 选择大小合适的文胸

文胸是女性生活中的实用品，能给乳房提供支撑和扶托，在显露女性美态中起了弥补和衬托的作用。很多妈妈在哺乳期间，为了给孩子喂奶方便，便不戴乳罩。其实，这很容易导致乳房下垂。无论是在孕期还是在哺乳期，都应随乳房不断增大及时调整更换、佩戴合适的文胸。因为在妊娠期和哺乳期，乳房会有比较明显的变化。过小过紧的文胸，会影响乳房血液和淋巴循环，而诱发乳腺疾病；太松又起不到支撑乳房的效果。所以要随着乳房的变化及时更换文胸。

文胸以纯棉或真丝材质为佳，要保证文胸透气性好，松紧适度，穿着舒适。

罩杯一般用英文字母A、B、C、D、E、F表示。胸围和下胸围的差值，决定了文胸罩杯的尺寸。即

$$罩杯尺寸＝胸围－下胸围$$

A杯：10厘米；B杯：12.5厘米；C杯：15厘米；D杯：17.5厘米；E杯：20厘米；F杯：22.5厘米。

胸围和下胸围的尺寸反映了胸罩的长度。例如：胸围85厘米，下胸围75厘米。则85－75＝10，应选75A的文胸。

2. 正确穿戴文胸

穿戴文胸直立位将选择合适的文胸套在胸部，身体稍前倾，将双乳装进文胸内，扣上文胸的挂钩，直立位将乳房两侧多余的组织塞进文胸，调整文胸肩带的长度即可。

四、睡姿

健康的重要标志之一，就在于健美的乳房耸起所形成的外部体形曲线美。

女性胸部不对称，一般与睡姿有关系。如果每次睡觉都向同一个方向侧睡，长久如此胸部会因长期一个方向的挤压而变形，出现胸部不对称。另外，因正常乳房腺体生长受到性激素的影响，两侧乳房对于性激素的反应不一致，也可以导致某一侧的腺体增生较另一边为活跃，外观上就表现一侧的乳房较另一侧的乳房体积大一些，这也是导致胸部不对称的原因。

想要胸部对称，应尽量不要俯卧睡眠，并要改掉长期向一边侧睡的习惯。可以左右两边交替侧睡或取仰卧略右倾位睡姿，以保持双乳对称。平常洗澡时可以使用沐浴露按摩胸部，让双乳向中间靠拢。

第三节 饮食调理

一、正常饮食

很多产妇在产后都会立即着手开始减肥。但节食的后果往往是该减的地方

没减下去，不该减的乳房却变小、下垂。产妇在产后不必急于节食减肥，可以采用其他方法循序渐进，饮食上还是应多补充利于丰胸的食品。

二、美胸饮食法

木瓜、鱼、肉以及鲜奶等，都是含丰富蛋白质的食物，对健胸很有帮助。黄豆、花生、杏仁、桃仁、芝麻及粟米等属于坚果类的食品，对于丰胸美形也很有效果。

含维生素B的食物，如牛肉、牛奶、豆类及猪肝等，有助激素的合成。含维生素C的水果类，如西红柿、葡萄、奇异果等，可以防止胸部变形。含维生素E的食物，如芹菜、核桃等有助胸部的发育。

蜂王浆具有刺激激素分泌的功用，可以每日食用。富含胶质的食物如蹄筋、海参及猪脚等食物，可以促使胸部发育。

三、适当食疗方法

食材：木瓜一个，银耳小半朵。

制作：取木瓜肉80克，将泡好的银耳撕成小碎块，一起放入高压锅内，加适量的水和冰糖。大火上汽后，再小火煮20分钟，然后关火待冷却后即可食用。

第四节　丰胸运动及按摩

要想尽快恢复体形，产后恢复操不能省。妈妈们还可以针对乳房进行锻炼，每天做一些简单的扩胸运动和双臂上举的运动，从而锻炼胸大肌，使乳房不易松弛，而更挺拔丰满。

一、丰胸运动

1. 爬墙运动

双上臂上举，向上做爬墙动作。

2. 集中胸部运动

双手掌相向并拢放于胸前，两掌用力相推。

3. 抬高胸部运动

双前臂交叉置于双乳下方，向上抬高胸部。

每个动作重复8～10次，坚持每天运动，有利于加强胸肌，可达到美胸的目的（图9-1）。

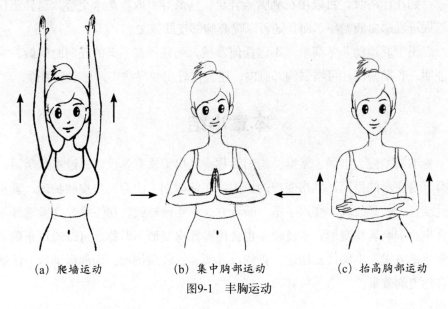

（a）爬墙运动　　　　（b）集中胸部运动　　　　（c）抬高胸部运动

图9-1　丰胸运动

二、美乳按摩

用双手掌，包住整个乳房，按压周围组织，每次停留3秒钟。双手张开，分别从乳沟处往下做按压，直到乳房外围。在双乳之间做"8"字型按摩（图9-2）。

注意

每个动作重复5～6次，促进血液循环，刺激乳房的发育。

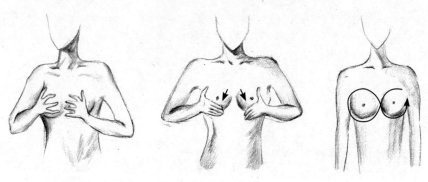

图9-2

三、沐浴乳房

产妇在沐浴时，可以用花洒喷洒乳房，且最好采取冷热水交替，这样不仅能够促进乳房血液循环，而且还可以提高胸部皮肤张力。

以上丰乳运动非常简单，不需任何器械，而且可在一天的任何时候做。实践证明，长期坚持，可增强胸部肌肉，还会使乳房变得结实，更富有弹性。

本章小结

标准胸型应为丰满、坚挺、均匀对称、乳房柔软有弹性。通过本章学习，了解乳房变小的原因；乳房变形的原因；在怀孕期不注意乳房皮肤护理，乳房会过度撑大，导致乳房变形下垂、哺乳方式不正确导致乳房下垂、文胸选择不适合也会影响乳房变形，不良睡姿也会使得乳房变形不对称。可以通过正确的日常生活方式、丰胸饮食调理、正确母乳喂养、乳房按摩、胸部运动等方法达到自然美胸效果。

思考题

1. 如何饮食调理达到产后丰胸？

2. 产后母乳喂养如何避免胸部变形？

3. 什么样的睡姿可避免胸部变形？

4. 使胸部自然丰胸富有弹性的按摩运动有哪些？

5. 如何选择文胸调整胸形？

参考文献

顾景范，杜寿玢，郭长江. 现代临床营养学[M]. 北京：科学出版社. 2009.

李中玉，张卫红，等. 乳腺增生病中西医诊治全书[M]. 北京：中国中医药出版社. 2004.

林毅，唐汉钧. 现代中医乳房病学[M]. 北京：人民卫生出版社. 2003.

吴祥德，董守义. 乳腺疾病诊治 [M]. 第2版. 北京：人民卫生出版社. 2009.

新西兰中医科学联合会. 产妇乳房保健课程. 2008年专科培训课程.

印会河. 中医基础理论[M]. 第10版. 上海：上海科学技术出版社. 1992.

于康. 孕产妇营养[M]. 北京：科学出版社. 2009.

张玉珍. 中医妇科学 新世纪全国高等中医药院校规划教材[M]. 北京：中国中医药出版社. 2000.